Stefanie Beck

Lobbyismus
im Gesundheitswesen

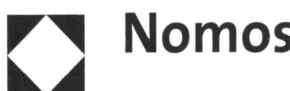

Die Deutsche Nationalbibliothek verzeichnet diese Publikation in
der Deutschen Nationalbibliografie; detaillierte bibliografische
Daten sind im Internet über http://dnb.d-nb.de abrufbar.

ISBN 978-3-8487-1384-4

1. Auflage 2014
© Nomos Verlagsgesellschaft, Baden-Baden 2014. Printed in Germany. Alle Rechte,
auch die des Nachdrucks von Auszügen, der fotomechanischen Wiedergabe und der
Übersetzung, vorbehalten. Gedruckt auf alterungsbeständigem Papier.

Meinen Eltern

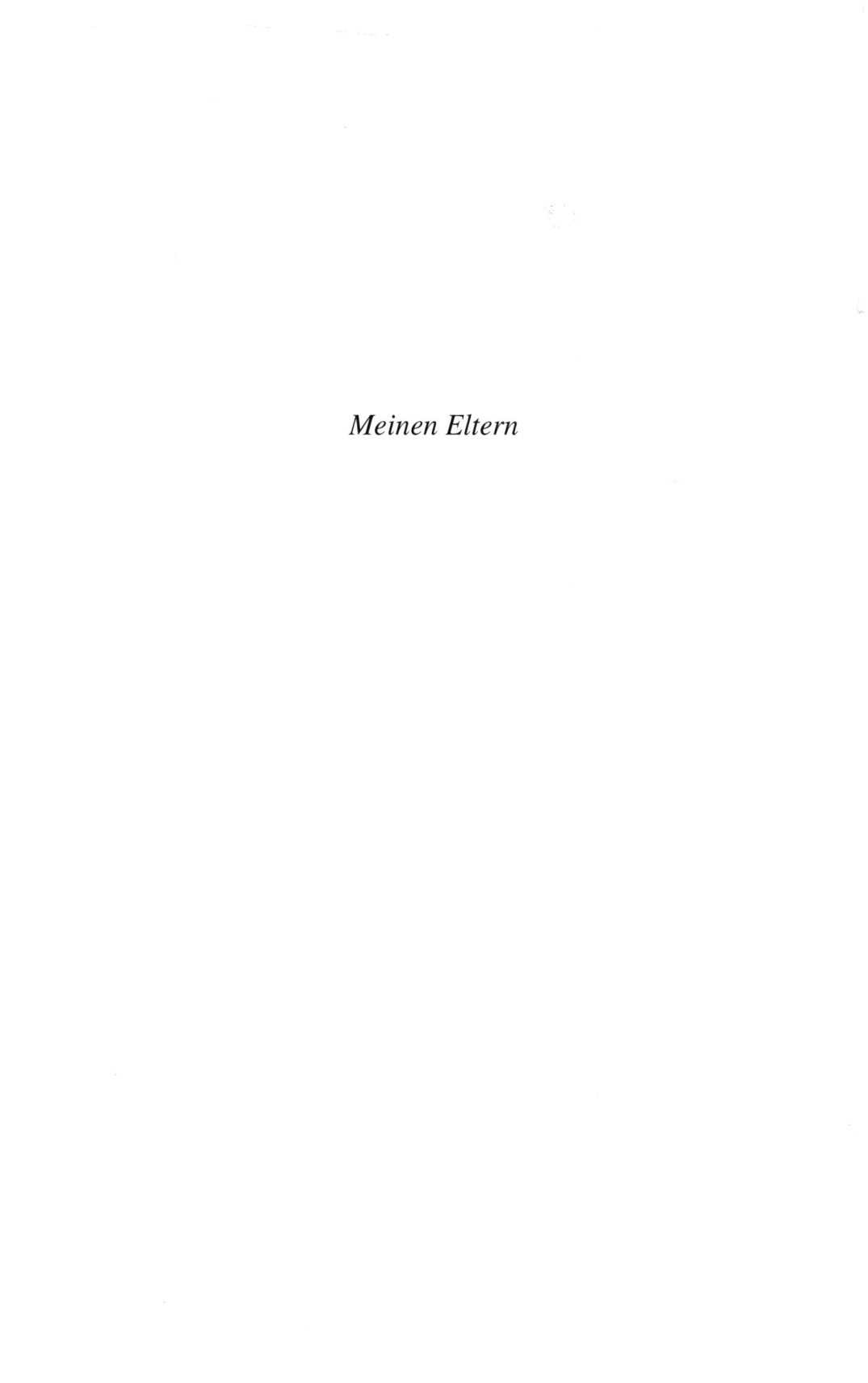

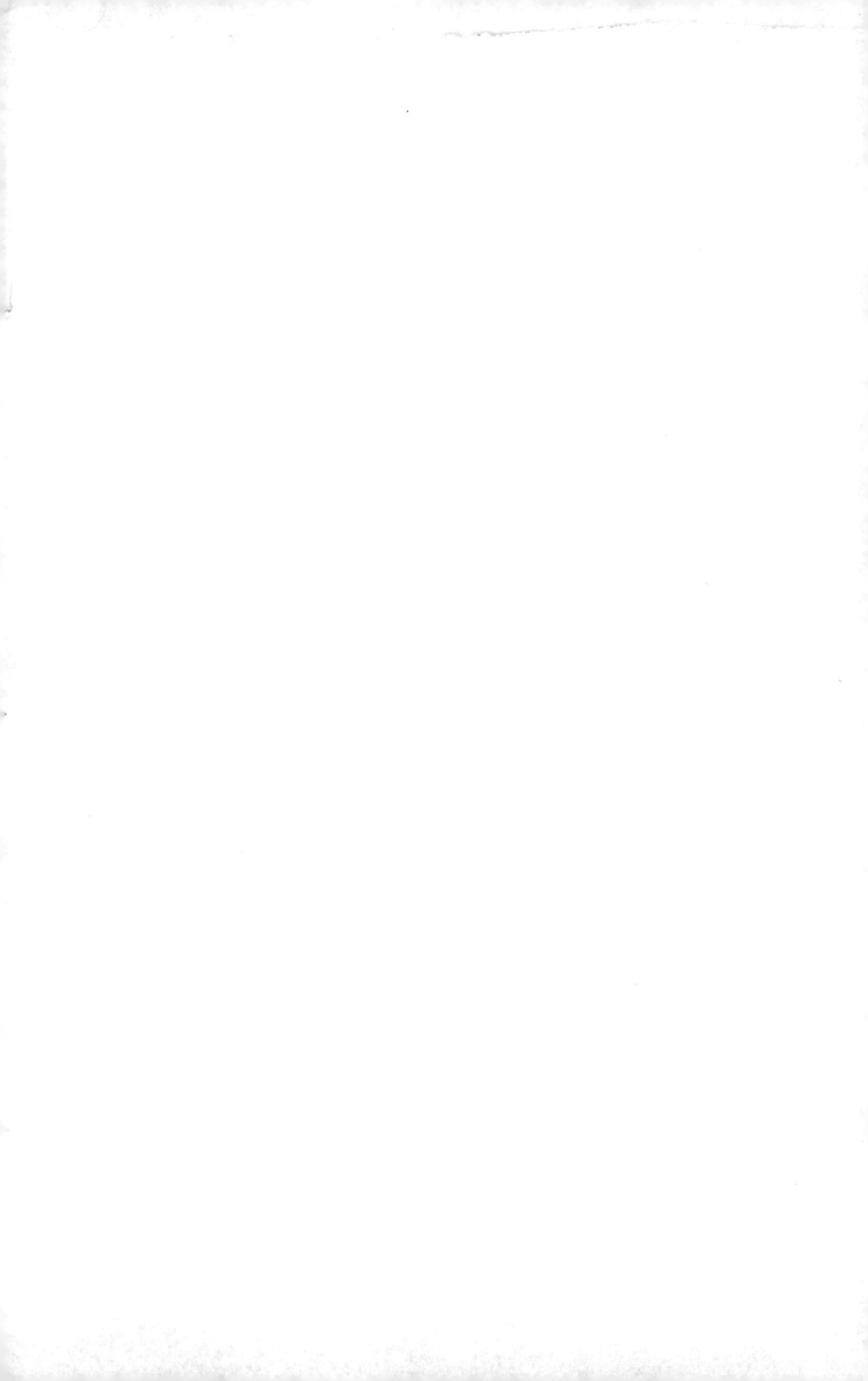

Vorwort

Der Begriff des „Lobbyismus" hat in der öffentlichen Diskussion einen schlechten Namen; mit ihm wird ganz überwiegend illegitime Einflussnahme zugunsten privater Interessen und gegen das Gemeinwohl assoziiert. In der deutschen politischen Kultur, das machen aktuelle Diskussionen immer wieder klar, ist solche Skepsis besonders ausgeprägt: zwar ist das früher weit verbreitete Misstrauen gegenüber dem „Parteienstreit" in der Bundesrepublik (verglichen mit der Weimarer Republik) allmählich verschwunden und die Notwendigkeit von Parteien für die Willensbildung in der Massendemokratie wird mittlerweile anerkannt; aber es ist gewissermaßen ersetzt worden durch eine „Interessenverbandsprüderie" (Ernst Fraenkel), die allerorten die „Herrschaft der Verbände" (Theodor Eschenburg) wittert und unlauteres Treiben vermutet.

Die Politikwissenschaft ist seit langem bemüht, die Zentralität von Verbänden für gelungene demokratische Politik herauszuarbeiten. Denn Verbände verfügen über vielfältige Informationen, die für das staatliche policy making von großer Wichtigkeit sind und die der Staat ohne diese Einbindung nur schwer oder gar nicht erlangen könnte. Dass frühzeitige Einbindung von Verbänden für gute Politik zuträglich sein kann, ist daher seit langem akzeptiert; dass sie den Bürgern Möglichkeiten zum Einfluss auf die Politik bieten, wissen wir schon seit de Tocqueville. Die Pluralismustheorien sahen im freien Kräftespiel der Interessen sogar die beste Möglichkeit, das Gemeinwohl ex post auszuloten; und die Korporatismusforschung hat in den 1980er Jahren viele Belege gesammelt, dass geordneter Einfluss von Verbänden in der Politik in vielerlei Hinsicht die sozioökonomischen Leistungsprofile von etablierten Demokratien positiv beeinflussen kann.

Wenn Interessenverbände und ihr Tun jedoch trotz dieser Forschungsergebnisse weiterhin auch mit Skepsis betrachtet werden, so liegt das mit Sicherheit an Einsichten wie der von Mancur Olson über die „Logik des kollektiven Handelns", die das Spannungsverhältnis zwischen individueller und kollektiver Rationalität betonen und erklären können, warum man in der Politik immer wieder die Durchsetzung spezieller zu Lasten allgemeiner Interessen beobachten kann. Gerade kleine Gruppen sind paradoxerweise bei der Verwirklichung ihrer Interessen disproportional erfolgreich (zu Lasten größerer Gruppen), weil bei ihnen zum einen das Verhältnis von Aufwand zum Ertrag eigenen Engagements günstig und zum anderen die Sanktionsmöglichkeiten bei Trittbrettfahrerverhalten hoch sind. Aber auch ihr Einfluss auf Entscheidungen ist nicht automatisch gegeben.

Die Folgen von Verbandseinfluss auf Politik lassen sich, so viel macht dieser kurze Abriss klar, nicht pauschal beschreiben und bewerten. Vielmehr muss die Politikwissenschaft ganz konkret spezifische Konfigurationen von Akteuren und Interessen untersuchen und durch eine Vielzahl von Studien zum Wissen in diesem Bereich beitragen. Die hier vorgelegte Studie von Stefanie Beck stellt einen solchen Beitrag dar, indem sie die Lobbyarbeit im bundesdeutschen Gesundheitswesen betrachtet und nach dem Einfluss struktureller Veränderungen in diesem Bereich seit den 1990er Jahren fragt. Im Mittelpunkt der Analyse stehen die Akteure im bundesdeutschen Gesundheitswesen, das Zustandekommen von Entscheidungen im bundesdeutschen politischen System sowie die verschiedenen Methoden des Versuchs der Einflussnahme auf diese Entscheidungen. Zunächst beschreibt Frau Beck die verschiedenen Akteursgruppen, getrennt nach Leistungsanbietern (Ärzte, Krankenhausträger etc.), Krankenkassen und Patienten bzw. Verbrauchern, wobei jeweils nach einem einheitlichen Raster (Bedeutung, Ziele, Organisation) vorgegangen wird. Die Autorin konstatiert als Ergebnis eine gestiegene Komplexität sowie eine Fragmentierung und Pluralisierung in diesem Bereich.

Bei der Analyse der eigentlichen Lobbytätigkeit kann die Autorin dann auf umfangreiches und sorgfältig ausgewertetes Material zurück greifen. Sie kann zeigen, dass es im Untersuchungszeitraum zu einer Zunahme der Selbstverwaltung und einer Abnahme direkter staatlicher Aktivität gekommen ist, die jedoch nicht von einem Rückgang der Wichtigkeit der Verbände begleitet wird. Eine eindeutige Antwort auf die Frage, ob die angesprochenen Veränderungen zu einer Erhöhung der Transparenz von Lobbyarbeit im Gesundheitswesen geführt hat, ist dennoch nicht möglich. Zu ihrer Beantwortung werden aber sicher zukünftige Forschungsarbeiten beitragen, die sich – wie die von Frau Beck – mutig in bislang wenig erschlossenes Terrain begeben, um es durch Beschreibung und Analyse durchsichtiger zu machen.

Göttingen, Februar 2014   Prof. Dr. Andreas Busch

Inhaltsverzeichnis

Abkürzungsverzeichnis . . . 13

1. Einleitung . . . 15

2. Der Lobbyismus-Begriff . . . 19
   2.1 Definition von Lobbyismus . . . 19
   2.2 Abgrenzung des Lobbyismus-Begriffs zu Begriffen
       mit ähnlicher Bedeutung . . . 20
       2.2.1 Lobbyismus und Public Affairs bzw. Public Relations . . . 20
       2.2.2 Lobbyismus und Politikberatung . . . 21
       2.2.3 Lobbyismus und Tauschprozesse . . . 22

3. Aktueller Forschungsstand zu Lobbyismus . . . 25

4. Typologien der Netzwerkstrukturen als Voraussetzung für
   Lobbyismus . . . 27
   4.1 Gesellschaftstheorie . . . 27
   4.2 Marxistische Typologie . . . 28
   4.3 Pluralismus . . . 29
   4.4 Korporatismus / Neokorporatismus . . . 30

5. Organisation von Lobbying-Akteuren . . . 35

6. Ortsbestimmung des Lobbyismus im Politikprozess . . . 39
   6.1 Zeitliche Perspektive . . . 39
   6.2 Räumliche Perspektive . . . 41

7. Methoden von Lobbyisten . . . 45
   7.1 Informationsmanagement . . . 45
   7.2 Beziehungsmanagement . . . 46

Inhaltsverzeichnis

8. Strukturen des deutschen Gesundheitswesens: Der Rahmen für Lobbyismus	49
8.1 Kennzeichen des deutschen Gesundheitswesens	49
8.1.1 Krankenversicherung	49
8.1.2 Selbstverwaltung	51
8.2 Strukturelle Entwicklungen mit Einfluss auf das deutsche Gesundheitswesen	53
8.2.1 Stärkung der Selbstverwaltung	53
8.2.2 Stärkung des Wettbewerbs	57
8.2.3 Stärkung staatlicher Vorgaben und finanzielle Kürzungen	58
8.2.4 Wandel des Parteiensystems und Bürokratisierung	60
8.3 Zuordnung einer Netzwerktypologie auf das Gesundheitswesen	62
9. Akteure im Gesundheitswesen	67
9.1 Leistungsanbieter	68
9.1.1 Ärzteschaft	68
9.1.2 Krankenhausträger	72
9.1.3 Apotheker	73
9.1.4 Pharmaindustrie	75
9.2 Krankenkassen	80
9.2.1 Bedeutung	80
9.2.2 Ziele	80
9.2.3 Organisationen	80
9.3 Patienten und Verbraucher	83
9.3.1 Bedeutung	83
9.3.2 Ziele	84
9.3.3 Organisation	85
9.4 Zwischenfazit	86
10. Lobbying im Gesundheitswesen	89
10.1 Informationsmanagement im Gesundheitswesen	89
10.2 Beziehungsmanagement im Gesundheitswesen gegenüber Politik und Verwaltung	91
10.2.1 Persönliche Gespräche mit politischen Entscheidungsträgern	93
10.2.2 Veranstaltungen für politische Entscheidungsträger	96
10.2.3 Amtsausführung von Verbandsvertretern in politischen Ämtern	98
10.2.4 Spenden an politische Entscheidungsträger	99
10.2.5 Schriftverkehr mit politischen Entscheidungsträgern	100
10.2.6 Kompensationsgeschäfte	102

10.3 Beziehungsmanagement gegenüber Öffentlichkeit,
   Wissenschaft und Medien 103
   10.3.1 Proteste, Drohungen und Kundgebungen 103
   10.3.2 Kontakte zu Akteuren des Gesundheitswesens 106
   10.3.3 Kontakte zu wissenschaftlichen Einrichtungen und
       Wissenschaftlern 109
   10.3.4 Beziehungsmanagement über alte und neue Medien 110

11. Fazit 121

Literaturverzeichnis 125

Abkürzungsverzeichnis

2. GKV-NOG	Zweites GKV Neuordnungsgesetz
ABDA	Bundesvereinigung der Apothekenverbände
BAGP	Bundesarbeits-Gemeinschaft der Patientinnenstellen
BAH	Bundesverband der Arzneimittel-Hersteller
BAK	Bundesapothekenkammer
BÄK BV	Bundesärztekammer
BfArM	Bundesinstitut für Arzneimittel und Medizinprodukte
BMG	Bundesministerium für Gesundheit
BPI	Bundesverband der Pharmazeutischen Industrie
DAG-SHG	Deutsche Arbeitergemeinschaft Selbsthilfegruppen e. V.
DAV	Deutsche Apothekenverband
DBR	Deutsche Behindertenrat
DKG	Deutsche Krankenhausgesellschaft
DPRG	Deutscher Berufsverband für Public Relations-Fachleute
G-BA	Gemeinsame Bundesausschuss
GGO	Gemeinsame Geschäftsordnung der Bundesministerien
GKV	Gesetzliche Krankenversicherung
GO-BT	Geschäftsordnung des Deutschen Bundestages
KAiG	Konzentrierte Aktion im Gesundheitswesen
KBV	Kassenärztliche Bundesvereinigung
KV	Kassenärztliche Vereinigung
KZBV	Kassenzahnärztliche Bundesvereinigung
PA	Public Affairs
PR	Public Relations
PKV	Private Krankenversicherung
SoVD	Sozialverband Deutschland
vdek	Verband der Ersatzkassen e. V.
ver.di	Vereinigte Dienstleistungsgewerkschaft
VFA	Verband Forschender Arzneimittelhersteller
VZBV	Verbraucherzentrale Bundesverband e. V.

1. Einleitung

»Gesundheitspolitik ist die Kunst, es keinem Recht zu machen.« (Eckert et al., 2010, S. 11)

Das Gesundheitssystem in der Bundesrepublik Deutschland mit seinen unterschiedlichen Interessengruppen – Ärzte, Krankenkassen, Pharmaindustrie und Patienten – ist aktuell von vielen Problemen geprägt, welche sich in unterschiedlichem Ausmaß auf die benannten Interessengruppen auswirken. Diese Gruppen verlangen von den politischen Entscheidungsträgern differenzierte Lösungsmaßnahmen für diese Probleme, welche zwar für alle Gruppen gelten, aber interessenbedingt von den betroffenen Akteuren unterschiedlich präferiert werden. Zu den Herausforderungen, welche die Politik angemessen adressieren muss, gehören neben den kontinuierlich steigenden Kosten für die Aufrechterhaltung des Gesundheitssystems auch eine gestiegene Erwartungshaltung der Bevölkerung an die Qualität der von den involvierten Akteuren erbrachten Leistungen, eine »gleichwertige Versorgung der Bevölkerung unabhängig vom Einkommen« sowie die »Sicherung und Schaffung von Arbeitsplätzen und Gewinnmöglichkeiten" für die Leistungserbringer im Gesundheitswesen (Wittmann et al., 2002, S. 39 und Bandelow, 2006).

Im Lichte dieser Herausforderungen und angesichts der Vielzahl der von politischen Entscheidungen betroffenen Akteure steigt die Komplexität des Willensbildungs- und Entscheidungsprozesses im Gesundheitswesen. Diese Komplexität ist von den politischen Akteuren immer schwerer einzuschätzen. Gleichzeitig fördert und fordert der Anstieg der Komplexität, dass die von den Entscheidungen betroffenen Akteure ihre Interessen gegenüber den Entscheidungsträgern deutlich kommunizieren.

Interessenvermittlung und -wahrnehmung ist – nicht nur im Gesundheitswesen – Kennzeichen einer funktionierenden Demokratie. »Ohne die Bündelung, Vertretung und Durchsetzung von Interessen sind moderne Gesellschaften und demokratische Regierungssysteme (wie in Deutschland) nicht vorstellbar« (Kleinfeld et al., 2007, S. 7). Etwas plakativer ausgedrückt: »Interessenvermittlung ... (gehört) ... zur Demokratie wie der Kolben zum Zylinder« (Kleinfeld et al., 2007, S. 7).

Ein weiterer zu beachtender Faktor ist, dass das jährliche deutsche Gesundheitsbudget sich auf gleichem Niveau wie der gesamte Bundeshaushalt bewegt (Martiny, 2006, S. 221). Im Vergleich zu anderen Branchen führt dies zu einer höheren Anzahl von Interessengruppen, die bei der Verteilung des Gesundheitsbudgets jeweils größtmöglichen Nutzen aus dem zur Verfügung stehenden Kapital ziehen wollen. Die verschiedenen Akteure dieser Interessengruppen nehmen durch ihre organisatorischen Zusammenschlüsse (zum Beispiel in Form von Verbänden wie dem Marburger Bund) Einfluss auf politische Entscheidungsträger bzw. die öffentliche Meinungsbildung. Diese Annahme wird für die vorliegende Arbeit getroffen.

Es hat sich allerdings gezeigt, dass die identifizierten Probleme im Gesundheitswesen trotz Interessensartikulation und den damit verbundenen Handlungen, welche als Lobbyismus Eingang sowohl in den Sprachgebrauch als auch in die wissenschaftliche Literatur gefunden haben, nicht gelöst werden konnten. Die Kosten des Gesundheitssystems stiegen in den letzten Jahren kontinuierlich an. Diese Beobachtungen sind ein Indikator dafür, dass die derzeitige Interessenvertretung nicht immer nützlich bzw. wirksam für alle betroffenen Akteure ist. In der Öffentlichkeit entsteht daher der Eindruck, dass die betroffenen Akteure – vertreten durch ihre jeweiligen Lobbyisten – hauptsächlich an der Durchsetzung ihrer eigenen – vornehmlich finanziellen – Interessen anstatt an einer generellen Qualitätserhöhung des Gesundheitssystems interessiert sind. Diese Lobbyisten wirken also – obwohl nicht per Wahl legitimiert – an der Politikgestaltung mit. Aus wissenschaftlicher Sicht ist damit sowohl die Wirksamkeit der von den Lobbyisten getroffenen Maßnahmen als auch deren generelles Vorgehen von Interesse. Da ersteres nur schwer bis gar nicht erfassbar ist, liegt der Fokus der vorliegenden Arbeit auf einer systematischen Darstellung des deutschen Gesundheitswesen, der Einbindung von Lobbyisten in die politische Entscheidungsfindung und der Methoden, die diese zur Beeinflussung der jeweiligen Interessensdurchsetzung gegenüber politischen Entscheidungsträgern und Öffentlichkeit verwenden.

Besondere Aufmerksamkeit wird hierbei auf die Tatsache gelegt, dass sich seit der Wiedervereinigung 1990 die politischen Prozesse genauso wie das Gesundheitswesen, seine Strukturen und die Zusammensetzung der beteiligten Interessengruppen gewandelt haben (Gerlinger, 2009, S. 34). Beispielsweise sei hier die Aufspaltung des Bundesverbands der pharmazeutischen Industrie (BPI) genannt. Diese Veränderungen wirken sich auf die Interessensvermittlung und die Einbindung der Interessenverbände in die Gesundheitspolitik aus.

Nach Lehmbruch (1988) ist das deutsche Gesundheitswesen ein Prototyp des korporatistischen Verhandlungssystems. Bandelow (2004) legt dar, dass sich die Voraussetzungen und Rahmenbedingungen des Korporatismus nachhaltig verändert haben und pluralistische Züge annehmen. In der politikwissenschaftlichen Literatur wird der Wandel des Korporatismus zum Lobbyismus bzw. Pluralismus intensiv und teilweise kontrovers diskutiert (Kania / Blanke, 2000; Urban, 2001; Gerlinger, 2002 und 2003; Noweski, 2004; Rosenbrock / Gerlinger, 2006; Bandelow / Hartmann, 2007).

Das Ziel dieser Arbeit ist daher die Beantwortung der **Forschungsfrage:**

»Welchen Einfluss haben die strukturellen Veränderungen im deutschen Gesundheitswesen und der Gesundheitspolitik seit den 1990er Jahren auf die Lobbyarbeit der Akteure im Gesundheitswesen?«

Der Politikwissenschaft soll durch die Beantwortung der Forschungsfrage eine Diskussionsanregung zur Weiterentwicklung der Lobbyismus-Theorien geliefert werden. Aus praktischer Sicht soll den politischen Entscheidungsträgern geholfen werden, Fehlentwicklungen im Gesundheitswesen zu erkennen, damit sie gegebenenfalls Gegenmaßnahmen (zum Beispiel in Form von Lobbyismus-Gesetzen) ergreifen können.

Zur Beantwortung der Forschungsfrage wird eine ausführliche Literaturrecherche vorgenommen. Anschließend wird anhand der ausgewerteten Literatur argumentativ-deduktiv auf das Ergebnis der Beantwortung der Forschungsfrage geschlossen. Zur Gewährleistung eines systematischen Gangs der Untersuchung wird zuerst der Lobbyismus-Begriff definiert und von ähnlich lautenden Begrifflichkeiten abgegrenzt. Anschließend werden der aktuelle Stand der Lobbyismus-Forschung und die für das Betreiben von Lobbyismus notwendigen Netzwerkstrukturen ebenso dargelegt wie die bisherigen Kenntnisse über die Organisation von Lobbyisten und deren Maßnahmen. Nach diesen allgemeinen Ausführungen wird der Fokus auf die betrachteten Untersuchungsobjekte – das Gesundheitswesen und die Gesundheitspolitik – gelenkt. Zur Herausarbeitung der konkreten Netzwerkstrukturen werden die deutsche Krankenversicherung und die Selbstverwaltung inklusive der strukturellen Veränderungen des Gesundheitswesens und in der Gesundheitspolitik seit den 90er Jahren des vorigen Jahrhunderts analysiert. Anschließend werden wichtige Lobbyismus-Akteure identifiziert und die Veränderungen der jeweiligen Zusammensetzungen herausgearbeitet. Darauf folgt eine Analyse der Orte, Adressaten und Methoden der von Lobbyisten im Gesundheitswesen betriebenen Arbeit. Zum Abschluss der vorliegenden Arbeit werden die Ergebnisse im Hinblick auf die Forschungsfrage sowohl aus theoretischer als auch aus praktischer Sicht reflektiert.

2. Der Lobbyismus-Begriff

2.1 Definition von Lobbyismus

Die Wahrnehmung und Definition von Lobbyismus in der Forschung und Gesellschaft in Deutschland wandelt sich stetig (Wehrmann, 2007, S. 58). Zur Beantwortung der Forschungsfrage bzw. bevor Lobbyismus im Gesundheitswesen genauer betrachtet wird, ist es dennoch wichtig, den Lobbyismus-Begriff zu definieren und von ähnlichen Begrifflichkeiten abzugrenzen, bevor Lobbyismus in einem bestimmten für die Politikwissenschaft relevanten Akteursfeld, in diesem Fall dem Gesundheitswesen, untersucht werden soll. Lobbyismus ist die aus dem Englischen übernommene Bezeichnung für Lobbying. Demnach ist die Bedeutung von Lobbyismus dieselbe wie die von Lobbying. Mittels Lobbyismus bzw. Lobbying versuchen Interessengruppen, sogenannte Lobbys, ihre Interessen gegenüber politischen Entscheidungsträgern und Gesellschaft, wie Verbänden oder einzelnen Verbrauchern etc., durchzusetzen (Kleinfeld et al., 2007, S. 10).

Kleinfeld et al. (2007, S. 10) bezeichnet Lobbyismus als »eine legitime Form der Interessenvertretung …, die sich gezielt auf die konkrete Beeinflussung eines Issues richtet, aber gleichwohl eingebettet ist in eine umfassende Strategie des öffentlichen Auftritts sowie der Kontaktpflege zwischen Politik und gesellschaftlichen Gruppen ...«. Lobbying kann aber auch illegitim oder illegal werden, wenn die Lobbying-Tätigkeit Züge von Korruption aufweist (Kleinfeld et al., 2007, S. 10). Köppl (2001, S. 218) versteht unter Lobbyismus »Aktivitäten von gesellschaftlichen Gruppen, Wirtschaftsverbänden und Firmenvertretungen im Vorhof der Politik und Bürokratie«. Gesellschaftliche Akteure, Politiker oder Beamte werden durch bestimmte Methoden beeinflusst, die Anliegen einer Interessengruppe möglichst umfassend bei politischen Entscheidungen einzubringen. Diejenigen, die Lobbyismus betreiben sind selbst am politischen Entscheidungsprozess nicht beteiligt, sondern versuchen zuvor die politischen Einfluss- und Entscheidungsträger von ihren Interessen zu überzeugen. Zudem wird Lobbyismus gegenüber anderen Institutionen betrieben, die im politischen Prozess Macht besitzen, Gesetze zu verhindern oder zu entscheiden. Durch die Durchsetzung ihrer Interessen versprechen sich Lobbyisten zum Beispiel ökonomische oder gesellschaftliche Vorteile.

2. Der Lobbyismus-Begriff

Lianos und Hetzel (2003, S. 16) beschreiben zwei Arten von Lobbyismus. Diese sind der Beschaffungs- und der Gesetzes-Lobbyismus. Ersterer beschreibt die Akquirierung allgemein zugänglicher Aufträge. Der Gesetzes-Lobbyismus befasst sich mit dem Versuch von Akteuren oder Interessengruppen Einfluss auf die Ausgestaltung rechtlicher Rahmenbedingungen zu nehmen. Die meisten politikwissenschaftlichen Erkenntnisse und Untersuchungen, wie zum Beispiel die im Band von Kleinfeld et al. (2007) befassen sich mit dem Gesetzes-Lobbyismus, »da mit dem legislativen Lobbying weit mehr als mit dem Beschaffungs-Lobbyismus demokratierelevante Problemstellungen verbunden sind« (Wehrmann, 2007, S. 39). Das Ziel von Lobbyisten ist durch die Bereitstellung, Vermittlung und Bewertung von präziser Information, Entscheidungsträger und Entscheidungsprozesse, zu beschleunigen, zu verzögern oder zu verhindern (Lianos / Hetzel, 2003, S. 15 und Strauch, 1993a, S. 19). Die Informationen sind eher eigennutzorientiert und damit subjektiv aufbereitet. Von Winter (2003, S. 41) schreibt, dass die Informationsverarbeitung und -weitergabe, also die Routinetätigkeiten der Lobbyisten, Sanktionsdrohungen und illegales Handeln nicht ausschließen würden.

In der vorliegenden Arbeit wird unter Lobbyismus bzw. Lobbying die Einflussnahme organisierter Interessengruppen (zum Beispiel Verbände, Vereine) auf politische Entscheidungsträger und andere gesellschaftliche Akteure verstanden. Lobbyisten vertreten Interessen, die eigennutzorientiert und nicht objektiv sind. Es werden auch die Interessengruppen als Lobbyisten bezeichnet, die selbst an politischen Entscheidungsprozessen beteiligt sind. Lobbyismus richtet sich in der vorliegenden Betrachtung nicht nur auf die Beeinflussung eines bestimmten Themas, einer konkreten Angelegenheit bzw. einer Frage. Interessengruppen vertreten auch allgemeine Standpunkte und Themen. Des Weiteren kann Lobbyismus transparent und intransparent sein.

2.2 Abgrenzung des Lobbyismus-Begriffs zu Begriffen mit ähnlicher Bedeutung

2.2.1 Lobbyismus und Public Affairs bzw. Public Relations

Lobbyismus ist ein Teil der Public Affairs (PA) und Public Relations (PR) (Kunczik, 2010, S. 24). Durch PR bauen Akteure mit Öffentlichkeiten konstruktive Beziehungen auf. PA versucht die spezielle Öffentlichkeit von Regierung, Verwaltung, Behörden und Interessengruppen zu erreichen. Demnach wäre PA ein Teil von PR. Leif und Speth (2006a, S. 29) schreiben, dass die Tätigkeiten von PA und PR immer mehr zusammenwachsen und sich die Grenzen zwischen den zwei Begrifflichkeiten verwischen würden. Dies veranschaulicht die derzeit am häufigsten benutze Beschreibung von PA, die ursprünglich aus der Kommunikationswissenschaft kommt. Sie würde auch auf die Definition von PR zutreffen. Demnach sind laut Matthias Koch, geprüfter PR-Berater und Vorsitzender des Arbeitskreis »Public Affairs« im Deutschen Berufsverband für PR-Fachleute (DPRG), sowie Vorsitzender des Landesverbandes Berlin/Brandenburg des DPRG, PAs »das strategische Management von Entscheidungsprozessen an der Schnittstelle zwischen Politik, Wirtschaft und Gesellschaft. Public Affairs organisiert die externen Beziehungen einer Organisation, vor allem zu Regierungen, Parlamenten, Behörden, Gemeinden sowie Verbänden und Institutionen – und zur Gesellschaft selbst.« Allerdings ist diese Beschreibung manchen Wissenschaftlern unzureichend (Köppl, 2003, S. 31). Instrumente des PA sind Monitoring, Issues Management, Campaigning, Lobbying und Medienarbeit.

Zusammenfassend werden unter PA und PR allgemeine Beziehungen zu Akteuren verstanden, während sich Lobbyismus auf die konkrete Interessenvermittlung konzentriert.

2.2.2 Lobbyismus und Politikberatung

Das Image des Lobbyismus ist in der Öffentlichkeit negativ, deshalb geben sich viele Lobbyisten als Politikberater aus (Speth, 2004). Allerdings geht es der klassischen Politikberatung hauptsächlich um Wissensbeschaffung, Beobachtung und Analyse von langfristigen Trends oder die konkrete Lösung von Problemen. Die Beratung erfolgt nach allgemeinem Verständnis neutral und zeichnet sich durch ihre Transparenz aus (Leif / Speth, 2006, S. 28 und Heinze, 2009, S. 8f). Politikberatung ist qualitativ hochwertig und die Methoden der Wissensbeschaffung werden offengelegt (Heinze, 2009, S. 8). Lobbyisten beraten zwar auch Politiker und versorgen sie mit Informationen, wie »Argumente(n), Statements, Statistiken, ausgearbeitete(n) Entwürfe(n)«. Diese Beratung erfolgt allerdings nicht immer auf der Basis von »wissenschaftlichem Sachverstand« (Leif / Speth, 2006, S. 28). Die Beratung durch Beiräte, wie dem »Sachverständigen Rat zur Begutachtung der Gesamtwirtschaftlichen Lage« gehört zu Politikberatung. Die Beratung beim Bundestag in Kommissionen oder durch den Wissenschaftlichen Dienst von Unternehmensvertretern oder Verbänden wird nur dann zur Politikberatung gezählt, wenn die eigenen Interessen der Berater nicht im Mittelpunkt der Verhandlungen stehen (Falk et al., 2005). Letztendlich ist Lobbying die »Vertretung

2. Der Lobbyismus-Begriff

spezieller Interessen« (Leif / Speth, 2006, S. 28), während Politikberatung objektiv ein meist umfangreicheres Themengebiet berät.

Zusammenfassend ist Lobbyismus im Gegensatz zu Politikberatung oft intransparent und nicht objektiv bzw. wissenschaftlich, sondern interessensgetrieben.

2.2.3 Lobbyismus und Tauschprozesse

Lobbyismus ist kein einseitiger Prozess. Nicht nur Firmen und Verbände wollen Politiker von ihrem Standpunkt überzeugen. Es gibt auch Kontaktwünsche zu Interessengruppen seitens der Politiker und Beamten. Diese fragen bei Experten aus Unternehmen und Verbänden nach Informationen. Von Winter (2004) sieht Lobbyismus als Tauschprozess. Demnach berücksichtigen Politiker die Interessen von Lobbyisten in politischen Entscheidungen und diese bieten im Gegenzug politische Unterstützung und Informationen. Tausch- und Wettbewerbslogik zeigen, dass Lobbyisten begehrte Tauschgüter anbieten können. Zu diesen zählen unter anderem »Informationen, Expertise, Auftritte, Geld, Posten, Geschenke, Einladungen, besondere Machtvorteile ...« (Leif / Speth, 2006, S. 16). Mit diesen Tauschgütern zu handeln, kann über legitime Tauschvorgänge hinaus bis hin zur Korruption gehen. Dann sind Tauschprozesse nicht mehr ein synonymer Begriff für lobbyistisches Handeln (Leif / Speth, 2006, S. 16).

Abbildung 1: Tauschprozesse in der Politik

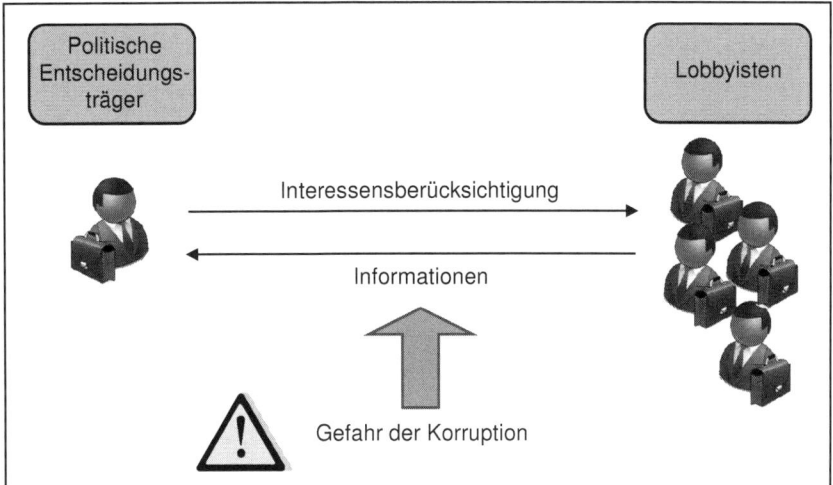

Quelle: Eigene Darstellung

3. Aktueller Forschungsstand zu Lobbyismus

Politologen und Verbändeforscher in Deutschland erforschen seit dem zweiten Weltkrieg organisierte Interessen (Alemann, 1993, S. 160). Allerdings begannen sie erst in den neunziger Jahren mit der Diskussion über die Interessendurchsetzung und Lobbyismus (Strauch, 1993). Es existieren bis heute nur wenige empirische Untersuchungen zum Thema Lobbyismus allgemein, zu Unternehmenslobbying, Lobbying durch Nichtregierungsorganisationen – auch Grassroots-Lobbying genannt – oder Auftragslobbying. Die ersten empirischen Untersuchungen wurden zum Thema Lobbyismus in der Europäischen Union von Lahusen und Jauß (2001), Teuber (2001) und Tenbrücken (2002) durchgeführt. Die Lobby-Forschung hatte sich anfänglich auf Netzwerkanalysen und Theorien von Tauschbeziehungen konzentriert (van Waarden, 1992, S. 32 und Lösche, 2007, S. 339). Des Weiteren untersuchten Politologen, was Politiker und Beamte dafür bekommen, wenn sie dem Einfluss bzw. Lobbyismus von Public Affairs Agenten nachgeben (Pappi / Henning, 1998, S. 558 und Bouwen, 2002 und Henning, 2000).

Mit dem Regierungsumzug nach Berlin entstanden Studien zu Lobbyismus in Deutschland, welche zum Beispiel im Sammelband von Thomas Leif und Rudolf Speth (2006) »Die fünfte Gewalt. Lobbyismus in Deutschland« zu finden sind. Für die vorliegende Arbeit sind vor allem die Studien über den Lobbyismus der Pharmabranche und über die führenden Interessen im Gesundheitswesen aus dem Band wichtig. Mit dem Thema Lobbyismus der Wirtschaft und den Lobbyismusaktivitäten von Verbänden und großen Unternehmen in Deutschland beschäftigten sich Mayer und Naji (2000). Die Autoren erkannten, dass Großkonzerne ihre Lobbyismus-Tätigkeiten vermehrt selbst übernehmen und nicht mehr so oft an Verbände delegieren. Diese Arbeit wird aufzeigen, ob diese Tendenz auch im Gesundheitswesen zu erkennen ist.

Es existieren auch Schriften über Lobbyismus, sogenannte »Praxishandbücher«, die für wirtschaftliche Akteure verfasst wurden. Interessengruppen interessieren sich immer mehr dafür, wie erfolgreiches Lobbying funktioniert. Die »Praxishandbücher« wurden seit dem Jahr 2000 von Schönborn und Wiebusch (2002) und Merkle (2003) verfasst und geben Lobbyisten Ratschläge, wie sie am effektivsten Lobbying betreiben können. Diese Politikberatungs-Bücher sind für die vorliegende Arbeit interessant, da sie anhand von

3. Aktueller Forschungsstand zu Lobbyismus

empirischen Beispielen aufzeigen, wie erfolgversprechendes Lobbying in der Realität aussieht. Außerdem zeigen sie relevante Akteure und Methoden des Lobbying auf.

Weitere Politologen beschäftigten sich bislang mit Lobbyismus und dessen demokratischer Legitimität. Mit der Regulierung von Lobbyismus in Deutschland beschäftigten sich u. a. Althaus und Meier (2004). Die Erkenntnisse der Politikwissenschaftler sind für die vorliegende Arbeit von Bedeutung, da sie zeigen, unter welchen Bedingungen sich Lobbyismus wandelt und welche Restriktionen Lobbying begrenzen. Lobbyismus wurde bislang bei fast allen Untersuchungen als spezifische Variante der Politikberatung behandelt (Falk et al., 2006 und Raduunski, 2006 und Lösche, 2007 und Bennedsen / Feldmann, 2006).

4. Typologien der Netzwerkstrukturen als Voraussetzung für Lobbyismus

Die Chance durch Lobbyismus zu politischen Entscheidungsträgern vorzudringen hängt von mehreren Faktoren wie zum Beispiel der Organisation von Netzwerken und Gegengewichten des Einflusses – zum Beispiel in Form von Gesetzen – ab (Beyme, 1997, S. 220). In diesem Kapitel werden Typologien zu Netzwerkstrukturen aufgezeigt, die für die vorliegende Arbeit von Bedeutung sind. Auf deren Basis wird in den nächsten Kapiteln untersucht, wie sich die Strukturen im Gesundheitssystem seit den 90ern verändert haben und unter welchen Voraussetzungen derzeit politische und gesellschaftliche Akteure im Gesundheitswesen handeln und Lobbyismus betreiben.

4.1 Gesellschaftstheorie

Die ersten Theoretiker, die neben staatlichen Akteuren auch private Akteure, wie Wirtschaftsverbände, Vereine, Kirchen etc. betrachtet haben und die Gesellschaftstheorie[1] entwickelten, waren Arthur Bentley und David Truman. Sie behandeln politische und private Akteure gleich. Beide Gruppen von Akteuren sind in der Gesellschaftstheorie Interessengruppen. Demnach können nicht nur Unternehmensverbände Lobbyismus betreiben, um ihre Interessen gegenüber der Politik oder Beamten durchzusetzen. Es können auch staatliche Akteure Lobbying betreiben (Lösche, 2007, S. 101). Der Staat hat das Gewaltmonopol und andere Rechte, die sein Eingreifen in die Aktivitäten von privaten Akteuren rechtfertigen, ohne dass Lobbyismus seitens von politischen Akteuren notwendige wäre (Lösche, 2007, S. 103). Eine unsichtbare Hand, wie sie von Adam Smith (1974) aus der Marktwirtschaft bekannt ist, bewirkt, dass sich aus »der Konkurrenz aller Gruppen untereinander ... automatisch das Wohl der Gesamtheit, das Gemeinwohl« (Lösche, 2007, S. 102) einstellt.[2] Lobbyismus an sich wurde nicht besonders beachtet oder als Problem angesehen. Es gibt einen allgemeinen Konsens bzw. ein Einverständnis aller Akteure über die Grundregeln der Konfliktaustragung zwi-

---
1 Die Gesellschaftstheorie nennt sich zwar Theorie, ist aber eine Typologie – wie die im Folgenden vorgestellten Typologien.
2 Das „Gemeinwohl" wurde in der Gesellschaftstheorie nicht genauer definiert.

schen Interessengruppen und vor allem über Grundrechte. Diese mildern den Konflikt zwischen Akteursgruppen ab. Gesellschaftstheoretiker vernachlässigten Machtasymmetrien, Machtkartelle und Machteliten. Für sie sind alle gesellschaftlichen Gruppen, politische, staatliche oder private, gleich stark in ihrer Interessendurchsetzung. Ungleichgewichte zwischen verschiedenen Interessen wurden nicht behandelt. Die Gesellschaftstheorie hat keinen analytischen Wert für die Politikwissenschaft. Dennoch ist sie für die Politikwissenschaft und für die vorliegende Arbeit von Bedeutung. Sie war die erste Theorie, die nicht nur staatliche Institutionen und Akteure in ihrem Forschungsansatz betrachtete. »Mit ihr wurden gleichsam vorpolitische, vor-staatliche Akteure und Prozesse in den Vordergrund gerückt« (Lösche, 2007, S. 104), die für die Entwicklung der Forschung von Lobbyisten-Tätigkeiten signifikant sind.

Die Gesellschaftstheorie war der Anstoß für Politologen, die Interessenvertretung und die diese umgebenden Rahmenbedingungen zu erforschen. Diese Forschung bildete die Grundlage für die Entwicklung weiterer Typologien, welche in den Kapiteln 4.2 bis 4.4 näher vorgestellt werden.

4.2 Marxistische Typologie

Marx sah »die Produktionssphäre als zentrale(n) Ort der Auseinandersetzung« (Beyme, 1997, S. 207), die »von antagonistischen organisierten Interessen betont« war. Bei Verhandlungen zwischen Interessengruppen und politischen Akteuren geht es nicht um Konflikte zwischen verschiedenen Interessen oder Verbänden, sondern um den Kampf zwischen den Produktionsfaktoren Arbeit und Kapital. Marx bezeichnet das als Klassenkonflikt. Die Produzenten sind stärker organisiert als die Konsumenten. Denn sie besitzen Kapital und die Konsumenten Arbeitskraft. Wenn Akteure Kapital besitzen sind sie besser ausgestattet und durchsetzungsfähiger, als Akteure die nur Arbeitskraft besitzen. Marxisten gehen davon aus, dass der Faktor Kapital immer stärker ist als der Faktor Arbeit. Deshalb muss der Staat Regeln aufstellen und den Verbraucherinteressen, die für den Faktor Arbeit stehen, organisatorische Hilfe leisten. Verbände und Zusammenschlüsse von Interessengruppen haben im Marxismus einen geringen Stellenwert, handeln nicht autonom und selbständig, da sie in ihrer Tätigkeit und Funktion der jeweils zugrundeliegenden Klassenstruktur zugeordnet werden. Die marxistische Typologie bewertet die Einflussnahme von Interessengruppen eher negativ. Andererseits zeigen nach dieser Typologie verschiedene Gesetze, beispielsweise Verbrauchergesetze, dass bestimmte erforderliche protektive Maßnahmen nur dann durchzusetzen sind, wenn ein starker Verband für dieses Interesse mobilisiert werden könne (Schatz-Bergfeld, 1984).

4.3 Pluralismus

Die Politologen Leif und Speth (2003) bringen Lobbyismus mit dem Pluralismus in Verbindung. Im Gegensatz zur Gesellschaftstheorie unterscheidet die Pluralismustypologie zwischen Interessenverbänden und politischen Institutionen (Lösche, 2007, S. 104). In einem pluralistischen System koexistieren eine Vielzahl heterogener Interessen und Lebensstile. Diese sind alle organisierbar und beteiligen sich grundsätzlich in organisierter Form, also als Verbände am politischen Entscheidungsprozess. Die organisierten Interessen genießen hohe Autonomie und haben in beträchtlichem Umfang Gelegenheit zur politischen Beteiligung. Die verschiedenen Interessen konkurrieren miteinander, wenn es um den Einfluss auf politische Entscheidungsträger geht. »Der Pluralismus geht von einem Machtgleichgewicht zwischen den Interessengruppen aus, die sich gegenseitig begrenzen« (Leif / Speth, 2006, S. 17). Politische Entscheidungsträger haben das Recht durch Verfahrensregeln, wie Gesetze oder Verträge, Akteursgruppen beispielsweise zu Fairness und Transparenz zu zwingen. Die politische Macht und Exekutive wird vom Recht und von institutionellen Gegenkräften gezügelt (Checks and Balances). Alle organisierten Interessen sind gleichberechtigt. Es setzen sich also nicht nur machtvolle Interessen durch. Interessengruppen haben die Möglichkeit alle ihnen verfügbaren Ressourcen zugunsten ihrer Durchsetzung zu verwenden. Allerdings dürfen die Akteure dabei nicht die von der Politik aufgestellten Regeln verletzen. Am Ende ergibt sich dadurch eine Art Gemeinwohl (Kleinfeld et. al., 2007, S. 7 und Lösche, 2007, S. 104). Der Pluralismus bezeichnet die Interessenvermittlung zwischen Staat und Verband, welche durch bilaterale Beziehungen, Fragmentierung und geringe bereichsübergreifende Politikkoordination gekennzeichnet ist. Laut Kleinfeld et al. (2007, S. 8f) existiert in Deutschland ein Trend, der zur Individualisierung und Pluralisierung von Lebensformen führt. Andererseits schreibt er, es gäbe auch Interessengruppen – wie Unternehmen und Verbände – die sich dem Pluralismus entziehen.

4.4 Korporatismus / Neokorporatismus

Nach den marxistischen und pluralistischen Typologien wurde seit den 1960ern der Korporatismus und seit den 1970er Jahren der Neokorporatismus entwickelt. Der Neokorporatismus ist die weiterentwickelte Form des Korporatismus. (Nohlen / Schultze, 2005). Im Korporatismus ist die Interessenvermittlung über eine begrenzte Anzahl von hierarchisch strukturierten Zwangsverbänden organisiert. Diese besitzen durch staatliche Regelungen das Repräsentationsmonopol und sind somit als »verlängerter Arm« des Staates tätig. Die öffentliche Gewalt wird auf Institutionen übertragen. In der ursprünglichen Form des Korporatismus kooperieren lediglich Staat, Unternehmerorganisationen und Arbeitnehmerorganisationen, also Gewerkschaften miteinander (Schmitter, 1979, S. 94). Im Neokorporatismus existieren dagegen verschiedene Formen der politischen Kooperation von organisierten Interessen untereinander oder mit staatlichen Entscheidungsträgern. Es existieren neben der begrenzten Anzahl an Zwangsverbänden hauptsächlich freiwillige Beteiligungen gesellschaftlicher Akteure und Verbände. Diese unterstehen keiner direkten staatlichen Kontrolle. Sie agieren autonom, was die Art und den Umfang des Interesses betrifft. Im Unterschied zum Pluralismus geht aber auch der Neokorporatismus, wie der Korporatismus davon aus, dass der Staat in unterschiedlicher Weise Einfluss auf die Bildung und Organisation von Interessengruppen nimmt. Dies geschieht zum Beispiel durch staatlich initiierte Verbandsgründungen. Ansonsten weisen Korporatismus und Neokorporatismus dieselben Merkmale auf: Organisierte Interessen dienen als Medium zwischen Individuum und Staat. Die gebildeten Organisationen repräsentieren einheitlich die Interessen ihrer Mitglieder gegenüber den staatlichen Entscheidungsträgern, und rechtfertigen die politische Zugeständnisse, die sie in Verhandlungen mit Politikern und Beamten eingegangen sind gegenüber ihren Mitgliedern (Voelzkow, 2003). Die meisten Politikwissenschaftler, wie Gerlinger (2009) oder Bandelow (2004) sprechen nach wie vor von Korporatismus und meinen damit die Merkmale des Neokorporatismus.

Die Zusammenfassung dieser beiden Begrifflichkeiten unter dem Terminus »Korporatismus« bietet den Vorteil, dass er die freiwilligen Zusammenschlüsse von organisierten Interessen beinhaltet. Daher wird in dieser Arbeit der Ansicht von Gerlinger (2009) und Bandelow (2004) gefolgt und konsequent der Begriff »Korporatismus« verwendet. Ein weiteres Kennzeichen des Korporatismus ist, dass es auf Grund des Wohlfahrtsstaates zwischen staatlichen und nichtstaatlichen Institutionen und Verbänden eine zunehmend enge Kooperation und Verflechtung gibt. Die idealtypische Trennung von Staat,

Politik und Gesellschaft bzw. Wirtschaft existiert in der Wirklichkeit nicht (Lösche, 2007, S. 107f). Im Korporatismus ist Kooperation über Policy Netzwerke gefestigt, und auf Dauer formell eingerichtet (Kleinfeld et al., 2007, S. 11). Es existieren Eintrittsbarrieren für neue Gruppen. Insgesamt gibt es eine deutliche Zunahme der wirtschaftlichen Konzentration mit Monopolen sowie Oligopolen und Konkurrenz zwischen Staaten, die deshalb mehr mit Gesellschaft und Wirtschaft des eigenen Landes zusammen wachsen. Es existieren starke, gezielte und differenzierte Eingriffe des Staates in gesellschaftliche Bereiche, weshalb nicht mehr zwischen staatlicher und gesellschaftlicher Sphäre unterschieden werden kann. Die gestiegene Zahl an Steuerungsaufgaben kann nicht mehr vom »schwerfälligen Parlament« übernommen werden, sondern wird jetzt von den Ministerialbürokratien erledigt. Diese arbeiten eng mit organisierten Interessen zusammen. Das Parlament legitimiert nur noch und kontrolliert nicht mehr. Deshalb haben Fraktionen und Parteien weniger Einfluss während der Einfluss von gesellschaftlichen Akteuren in Verbindung mit Beamten steigt. In bestimmten Aufgabenbereichen werden Begrenzungs- und Zentralisierungstendenzen durch die Gesellschaft bestimmt und nicht von politischen Entscheidungsträgern festgesetzt (Lösche, 2007, S. 108ff).

Im Unterschied zur pluralistischen Typologie sind Verbände im Korporatismus nicht repräsentative Institutionen von bereits vorab eindeutig feststehenden Gruppeninteressen. Sie lenken und verändern die Interessen durch Interessenvermittlung. »Kollektive Interessen sind demnach nicht einfach vorgegeben, sondern werden erst im Organisationsprozess als Gruppeninteressen formuliert.« Außerdem sind im Korporatismus organisierte Interessen für Interessenvermittlung zuständig, die über eine Interessenrepräsentation im pluralistischen Sinne hinausgeht (Voelzkow, 2003).

Die Erforschung organisierter Interessen erhielt durch die Pluralismus- und Korporatismustypologien, sowie ihren Ausprägungen, die unter »pressure groups«, »iron triangle«, »Klientelismus«, »policy community«, »sub government« und »issues network« bekannt sind neue Anstöße. Es konnten mit Hilfe dieser normativen Kategorien neue Strukturen aufgedeckt werden (Dahl / Lindblom, 1973 und Fraenkel, 1973 und Lehmbruch, 1984). Klaus von Beyme (1997, S. 220) schreibt, Interessensvertretung würde sich zumeist im Bereich zwischen Korporatismus und gemäßigtem Pluralismus befinden. Laut Lösche (2007, S. 113) ist in der Verbände- und Lobbyismusforschung eine Unübersichtlichkeit ausgebrochen. Es bräuchte neue empirische Fallstudien, die zeigen, ob die Pluralismus- und Korporatismustypologien die Realität noch angemessen beschreiben können oder in welche andere Richtung die Entwicklung derzeit eventuell verläuft.

4. Typologien der Netzwerkstrukturen als Voraussetzung für Lobbyismus

Gerade der Korporatismus im deutschen Gesundheitswesen ist Gegenstand verschiedener kontroverser Diskussionen in Politik und Wissenschaft. Es existiert zum Beispiel eine begriffliche Problematik, ob auch die (in *Kapitel 8.1.2* näher beschriebene) Selbstverwaltung im deutschen Gesundheitswesen unter den Korporatismusbegriff fallen sollte. Des Weiteren streiten sich Wissenschaftler um die Vor- und Nachteile der korporatistischen Steuerungsform (Lehmbruch 1988 und Bandelow, 1998, S. 124ff). Experten des Themengebiets sind sich nicht einig, in welche Richtung sich der Korporatismus im Gesundheitswesen bewegt. Döhler und Manow-Borgwardt (1992) sowie Döhler (2003, S. 32) bezeichnen die Situation in der deutschen Gesundheitspolitik als »Korporatisierung«. Während Rosenbrock und Gerlinger (2004, S. 252) »auf einigen Regulierungsfeldern eine Erosion korporatistischer Akteursbeziehungen und Steuerungskompetenzen« feststellen.

Die vorliegende Arbeit wird auf Grundlage der bisherigen Untersuchungen die Frage beantworten, ob und wie sich die Einbindung von Interessenverbänden in die deutsche Gesundheitspolitik in den letzten Jahrzehnten verändert hat und welche Auswirkungen die Veränderungen auf den Lobbyismus im Gesundheitswesen haben.

Tabelle 1 auf der folgenden Seite fasst die verschiedenen Akteurskonstellationen bzw. Regeln und Gesetze der vorgestellten Typologien noch einmal übersichtlich zusammen.

4. Typologien der Netzwerkstrukturen als Voraussetzung für Lobbyismus

Tabelle 1: Akteurskonstellationen und Regeln/Gesetze

	Akteurs-konstellationen	Regeln und Gesetze
Gesellschaftstheorie	Politische und private Akteure sind gleichstarke Interessengruppen	Allgemeiner Konsens über die Regeln und Gesetze; Unsichtbare Hand
Marxistische Typologie	Kapitalstarke Interessen sind durchsetzungsfähiger als Arbeiterinteressen	Staat stellt Regeln zugunsten von Arbeiterinteressen auf, stellt damit Gleichgewicht her
Pluralismus	Viele verschiedene autonome Interessengruppen die sich gegenseitig begrenzen und gleichberechtigt sind	Staatliche Akteure setzen Regeln, die für alle gelten; Politische Macht und Exekutive werden vom Recht und von institutionellen Gegenkräften gezügelt
Korporatismus	Einheitlich repräsentierte Interessen einer Organisation; Unterschiedlich starke Interessen und Kooperationen; Zwischen staatlichen und nichtstaatlichen Akteuren zunehmende Verflechtung – starke gefestigte Policy Netzwerke → neue Interessen finden schwer Zugang	Keine direkte staatliche Kontrolle für Interessengruppen; Ministerialbürokratie übernimmt Steuerungsaufgaben; Teils werden Begrenzungs- und Zentralisierungstendenzen durch die Gesellschaft bestimmt

5. Organisation von Lobbying-Akteuren

Ursprünglich waren es Kerninstitutionen der Wissenschaft wie Universitäten, Akademien und Forschungsinstitute, die wissenschaftliche Expertise für Politiker zur Verfügung gestellt haben. Später haben sich Think-Tanks, unabhängige Consulting-Institute und Berater sowie Nichtregierungsorganisationen gebildet, um Politiker zu beraten und beeinflussten politische Agendas (Weingart / Lentsch, 2008, S. 11). Mittlerweile ist der Politikberatungsmarkt unübersichtlicher geworden und politischer Rat ist nicht immer verlässlich oder wissenschaftlich fundiert. Es hat sich »eine vielschichtige Beratungsszene herauskristallisiert, welche die realen Steuerungsdefizite in der Regierungspolitik kennt ...« (Heinze, 2009, S. 7). Die Zahl der Akteure, die Lobbyismus ausüben – sogenannte Lobbyisten – stieg in Deutschland in den letzten Jahren rasant an. Vor allem der Dienstleistungsbereich verzeichnet einen starken Anstieg (Lösche, 2007, S. 65). Zur besseren Durchsetzung ihrer lobbyistischen Interessen organisieren sich Akteure in Interessengruppen (Leif / Speth, 2006, S. 12f). »Private interest groups« sind privat organisierte Interessengruppen wie Gewerkschaften, Kammern oder Wirtschaftsverbände. Sie können ihre Interessen besser durchsetzen als »public interest groups«. »Public interest groups« vertreten »Interessen von Verbrauchern, Kindern, Rentnern, der Umwelt, der Gefangenen oder allgemein moralisch orientierte Interessen« (Leif / Speth, 2006, S. 13). Sie werden erst dann als Lobbyisten bezeichnet, wenn sie konkret versuchen politische Entscheidungsträger zu beeinflussen. Die Verbändeforschung zeigt, dass der Einfluss von Verbänden, die unter »Private interest groups« fallen, auf die Politik sehr hoch ist.

Über Jahrzehnte lang galten **Verbände** und Verbandsvertreter als die stärksten Lobbyisten. Obwohl sich die Verbandslandschaft, wie weiter unten beschrieben wird, verändert, stehen Verbände und ihre Lobby-Maßnahmen auch heute noch im Mittelpunkt der Lobbyismusforschung. Verbände werden nach wie vor als besonders einflussreich bezeichnet. Sie agieren in Deutschland vor allem an den bundes- und landespolitischen Zentren (Lösche, 2007, S. 63). Die Zahl der Verbände, die in Berlin ansässig sind, steigt von Jahr zu Jahr an. In der Lobbyliste des Bundestages waren 1973 noch 635 Verbände registriert, 2004 waren es schon fast 2.000 (Hoppe, 2004, S. 18). Laut der amtlichen Fassung der öffentlichen Liste über die Registrierung von Verbänden und deren Vertretern im Bundestag vom Mai 2011 sind derzeit

5. Organisation von Lobbying-Akteuren

2.109 Interessenverbände beim Deutschen Bundestag akkreditiert. Darunter alle bedeutenden Verbände im Gesundheitswesen (Bundesministerium für Justiz, 2011). »Mit der Registrierung sind keine Rechte und auch keine Pflichten verbunden. Die Eintragung in die Liste begründet gemäß Anlage 2 Absatz 4 der Geschäftsordnung des Deutschen Bundestages (GO-BT) keinen Anspruch auf Anhörung oder Ausstellung eines Hausausweises.« (Deutscher Bundestag, 2011). Es existieren fragmentierte Interessen, die durch viele verschiedene Verbände auf die Politik und Öffentlichkeit einwirken.

Nach Beyme (1997, S. 215) sind vor allem Verbände mit vielen finanziellen und personellen Ressourcen besonders durchsetzungsfähig. Das Verbändesystem hat sich allerdings in den letzten Jahren durch gesellschaftlichen Wandel und als Folge staatlicher Entscheidungen verändert. Verbände haben mit Mitgliederverlusten, abnehmenden Loyalitätsbindungen und Interessendifferenzierungen zu kämpfen. Dadurch ist der einheitliche Wille in vielen Verbänden geschwächt. Es gibt mehr Spannungen zwischen konkurrierenden Verbänden und es kommt zu Abspaltungen und Neugründungen. Es existieren weniger Großverbände. Verbände haben dadurch ihre Stärken wie »hohe Repräsentativität, Verpflichtungsfähigkeit gegenüber den Mitgliedern und Verfügung über exklusives Expertenwissen« vermehrt verloren. Sie finden zunehmend weniger Mitglieder. Es existieren immer mehr staatliche, halbstaatliche, verbandliche und andere gesellschaftliche, individuelle, organisierte, korporative und kollektive Akteure (Rehder et al., 2009, S. 17f).

Großunternehmen, vor allem transnationale Konzerne vertreten ihre spezifischen, partikularen Interessen vermehrt selbst. So haben sie keine Einschränkungen auf Grund von weiteren Interessen anderer Firmen, wie sie oft in Verbänden existieren. Die Arbeit der Firmenlobbyisten ist im Normalfall besonders effizient und flexibel und deshalb oft effizienter als Verbandsarbeit (Mayer / Naji, 2000, S. 39). Konzerne eröffnen eigene Büros an politischen Zentren wie in Berlin. Insgesamt existieren derzeit ca. 400 Unternehmensrepräsentanzen bzw. Lobby-Büros in Berlin (Heinze, 2009, S. 10). Unternehmenslobbyisten »können im Gegensatz zu Verbänden flexibler auftreten und auf die gestiegenen Anforderungen im internationalen Wettbewerb und auf komplexe Entscheidungsprozesse besser reagieren (Wehrmann, 2007, S. 42 und Lianos / Hetzel, 2003, S. 15). Die zunehmende Stärke der Großkonzerne führt dazu, dass es zu Konflikten zwischen Großunternehmen und »mittelständischer Wirtschaft in Unternehmensverbänden« kommt (Lösche, 2007, S. 64).

Weitere Akteure, welche Lobby-Tätigkeiten übernehmen, sind **Agenturen**. Die Zahl der in Berlin ansässigen kommerziellen Lobbyisten, wie Kommunikations- und Public Affairs Agenturen, und selbständigen Politikberatern nimmt zu. Kommerzielle Lobbyisten betreiben klassische Unternehmensberatung und vertreten die Interessen ihrer Klienten, beispielsweise Verbände oder Firmen. Einige Public Affairs Agenturen agieren sogar weltweit in politisch relevanten Städten. Sie beraten Organisationen, wie sie ihre Beziehung zu politischen Entscheidungsträgern am besten organisieren könnten. Ihr Ziel ist die positive Beeinflussung von Politikern, Beamten und anderen wichtigen Akteuren gegenüber einem Anbieter, seiner Meinung und Interessen. Während klassische Unternehmensberatungen neben der Lobbying-Tätigkeit noch eher eine beratende Funktion für Unternehmen haben, werden Public Affairs Agenturen offensichtlicher lobbyistisch tätig (Lösche, 2007, S. 63). Mittelständische Firmen, welche ihre Interessen durch Verbände nicht ausreichend vertreten sehen, engagieren Lobbyingagenturen. Agenturen werden meistens bei besonders wichtigen Anliegen beauftragt. Oft haben mittelständische Unternehmen nicht genügend Kapital, ein eigenes Lobby-Büro in politisch relevanten Städten zu eröffnen. Aber auch Großkonzerne greifen auf die Hilfe von kommerziellen Lobbyisten zurück. Der Trend zu dieser Art von Politikberatung nimmt zu. Allerdings ist er in Deutschland noch nicht so weit verbreitet wie im Rest Europas, Großbritannien oder den USA (Wehrmann, 2007, S. 42).

Rechtsanwaltskanzleien sind im Vergleich zu Agenturen und Verbänden neuere kommerzielle Akteure in der Lobbylandschaft. Sie spezialisieren sich normalerweise auf bestimmte Politikbereiche. Rechtsanwaltskanzleien zeichnen sich auf Grund ihrer »Public Affairs Experten« aus, die Lobbying meist in ihrer Ausbildung gelernt haben. Sie begleiten ausgewählte Gesetzgebungs- oder Verordnungsprozesse und haben im Gegensatz zu anderen Lobbyisten das Recht auf Verschwiegenheit. Rechtsanwälte können sich auf dies Verschwiegenheitsklausel berufen, wenn sie keine Auskünfte über ihre Tätigkeiten geben wollen. Interessant ist auch, dass in Rechtsanwaltskanzleien – auf Grund ihrer etablierten Beziehungen zur Politik – praktizierende oder ehemalige Politiker tätig sind. Diese haben es leichter enge Kontakte zu anderen Politikern oder Beamten herzustellen, und Lobbying effektiv zu betreiben. Lösche (2007, S. 63) nennt an dieser Stelle Namen wie Matthias Wissmann, Hertha Däubler-Gmelin, Friedrich Merz und als nicht mehr aktiver Politiker Otto Graf Lambsdorff. Rechtsanwälte haben juristische Fachkompetenz und es dadurch leichter in bestimmten Politikbereichen Lobbyismus zu betreiben.

Von »multi-voice-lobbying« ist in der Politikwissenschaft die Rede, wenn Großkonzerne in Lobby-Büros ihre Interessen selbst vertreten, gleichzeitig eine Public Affairs Agentur mit Lobbying beauftragen und möglicherweise zusätzlich noch in einem Verband tätig sind (Lösche, 2007, S. 65).

5. Organisation von Lobbying-Akteuren

Die Policy-Forschung zeigt zudem, dass nicht-verbandliche Interessen und damit **nichtorganisierte Akteure** im Politikberatungsmarkt zunehmend von Bedeutung sind. Als Beispiel hierfür wird die Atompolitik genannt (Rehder et al., 2009, S. 17f).

Zusammenfassend kann festgestellt werden, dass sich Lobbyisten in Verbänden organisieren, Agenturen oder Rechtsanwaltskanzleien beauftragen oder die Organisation ihrer Lobbyarbeit selbst übernehmen. Letzteres trifft vor allem auf Großkonzerne zu.

6. Ortsbestimmung des Lobbyismus im Politikprozess

Parteipolitiker, Verwaltungsbeamte und Interessengruppen sind die wichtigsten Akteure in Policy-Netzwerken. Sie wirken im Gesetzgebungsprozess »in allen Stadien des Prozesses auf die Entscheidungsfindung ein« (Beyme, 1997, S. 207). Während die Mitwirkung von Politikern und Beamten bei Entscheidungen zumeist offensichtlich ist, ist sie bei Interessengruppen am wenigsten sichtbar. Lediglich »in der Phase der Ausschußarbeit und bei förmlichen Anhörungen« ist sie transparent (Beyme, 1997, S. 207). Interessengruppen engagieren sich aber auch »bei der Politikformulierung und Initiative zur Regulierung ..., im Referentenstadium der Vorbereitung von Gesetzen ..., im Ausschussstadium ..., bei der Implementation ..., bei der Evaluierung ..., und ... zugunsten einer Politikreformulierung im Stadium der Novellierung von Gesetzen« (Beyme, 1997, S. 207). Oft ist das Lobbying, das hier betrieben wird, für die breite Öffentlichkeit nicht transparent. Denn weder Lobbyisten, noch Adressaten sind daran interessiert ihr Handeln öffentlich zu machen (Leif / Speth, 2006, S. 19). 52 % der Abgeordneten in Deutschland leugneten nach einer Studie einen Einfluss von bzw. Kontakt mit Interessengruppen. Lediglich 11 % gaben ihn zu (zu den restlichen 37 % macht Beyme (1997) keine Angaben). Dabei widersprachen sich die Befragten, da 49 % gleichzeitig erwähnten Konflikte mit Interessengruppen zu haben (Beyme, 1997, S. 208f). Dennoch haben Politikwissenschaftler genauer bestimmen können, an welchen Orten und zu welcher Zeit im Policy-Prozess Lobbying betrieben wird. Dies ist für die vorliegende Arbeit wichtig und wird in diesem Kapitel analysiert. Zu den Erkenntnissen über Lobbyismus gehören neben den Akteuren und Methoden auch die Orte und Zeitpunkte, an und bei denen Lobbying im Politikprozess betrieben wird.

6.1 Zeitliche Perspektive

Politische Entscheidungen, die im Politikprozess entstehen, passieren mehrere Stationen. Das Policy-Cycle-Modell unterteilt die Entstehung einer politischen Entscheidung in Phasen (siehe Abbildung 2: Der idealtypische Policy-Cycle). Es erklärt die Entstehung einer Politik vom Aufkommen des Themas bis zur Entscheidung und Evaluation in einzelnen Schritten (Jann / Wegrich,

6. Ortsbestimmung des Lobbyismus im Politikprozess

2009, S. 85ff). Hierbei werden auch die Rollen beeinflussender Akteure einbezogen.

In der ersten Phase wird ein Problem definiert, in der zweiten wird ein Thema in die politische Agenda aufgenommen. Der Vorgang wird Agenda-Setting genannt.

Abbildung 2: Der idealtypische Policy-Cycle

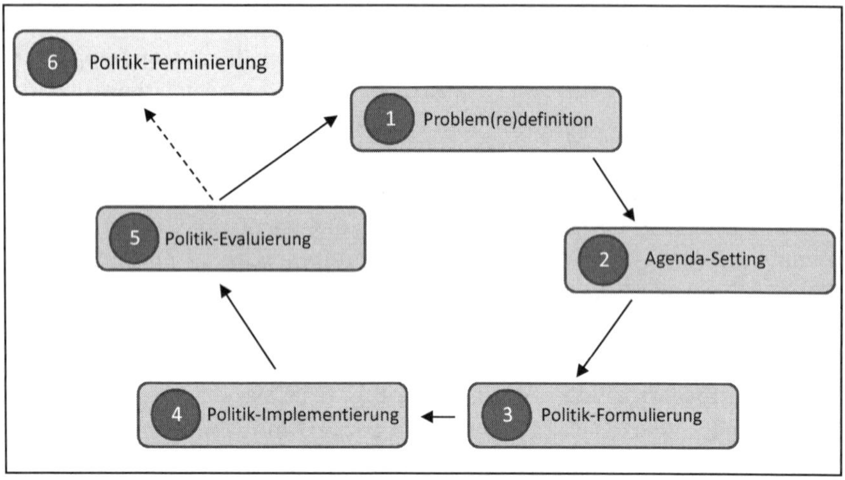

```
6 Politik-Terminierung
         ↑
         ⋮        1 Problem(re)definition
                           ↓
5 Politik-Evaluierung
                           2 Agenda-Setting
         ↑                 ↓
4 Politik-Implementierung ← 3 Politik-Formulierung
```

Quelle: In Anlehnung an Jann / Wegrich, 2009, S. 86

»In der dritten Phase wird die Politik formuliert und ein genaueres politisches Programm ausgearbeitet. In der vierten Phase wird über den politischen Gegenstand entschieden. Es werden Gesetze und Verordnungen erarbeitet, welche die Verteilung von Geld, Personal und Einfluss regeln.« (Leif / Speth, 2006, S. 20). Es kommt zur Umsetzung der Politik bzw. zur Politik-Implementation. In der fünften Phase liegen die Ergebnisse der Politik vor und die Politik wird evaluiert. In der abschließenden sechsten Phase kommt es zur Politik-Terminierung oder zur Wiederaufnahme und Neuformulierung (Novellierung) des Themas. Das politische Thema wird einfach beendet oder fortgesetzt (Jann / Wegrich, 2009, S. 85ff).

In den ersten drei Phasen des Policy-Cycle tritt Lobbying am häufigsten auf. Bei der Politikformulierung, also in der dritten Phase geschieht Lobbying am nachdrücklichsten. In welcher Phase des Policy-Cycles der Schwerpunkt der Lobbyingaktivität genau liegt, kommt allerdings auch auf die Lobbystrategie an. Das bedeutet, es kommt darauf an, ob der Lobbyist ein Gesetz verhindern oder verzögern will oder ein neues Thema setzen möchte. Erfolgreiche Lobbyisten haben immer alle Phasen des Cycles im Blick und wissen in welcher Phase sie sich gerade befinden. Wenn Lobbyisten das Anliegen haben ein neues Thema in die politische Diskussion einzubringen, treten sie in den ersten zwei Phasen auf. Dazu muss der Lobbyist zuständige Politiker davon überzeugen, »dass sie für dieses Thema gesetzgeberisch tätig werden sollen.« (Leif / Speth, 2006, S. 20). Die dritte Phase, in der es um die Formulierung politischer Programme geht, ist besonders wichtig für den Lobbyisten, da hier ein Referentenentwurf für ein Gesetz schon in der Entstehungsphase beeinflusst werden kann. Ministerien nehmen Formulierungshilfen oder Ausarbeitungen von Gesetzen durch Lobby-Büros gerne an. Änderungen eines Gesetzes in späteren Phasen sind nur schwer möglich oder fordern mehr Einsatz des Lobbyisten. In der vierten und fünften Phase agieren Lobbyisten, wenn ihnen eine bestimmte Durchführung einer Politik wichtig ist bzw. sie in diese involviert sind. Wenn Lobbyisten bei der Implementierung von Maßnahmen beteiligt sind, treten sie in der Phase der Politikumsetzung auf (Leif / Speth, 2006, S. 21). Wenn sich ein Lobbyist für ein Thema, das ihn betrifft in keiner der Phasen einsetzt, hat er »noch keine klare Meinung entwickelt«. Er wartet ab und beobachtet das politische Geschehen (Beyme, 1997, S. 208). Die vorliegende Arbeit zeigt in welchen Phasen des Policy-Cycles sich die Lobbyisten in der Gesundheitspolitik engagieren.

6.2 Räumliche Perspektive

Rechtlich sind Lobbygruppen nicht in den Politikprozess eingebunden, da sie dort »keinen rechtlich festgelegten Ort und daher auch keinen Anspruch auf Beteiligung« haben (Leif / Speth, 2006, S. 20). Durch verschiedene Maßnahmen versuchen sie den Orten der politischen Entscheidungen nah zu sein. Diese Orte sind diejenigen, an denen die Adressaten der Lobbyisten, also Akteure die politische Entscheidungen treffen oder an der Entscheidungsfindung beteiligt sind, tätig sind.

Hierzulande haben organisierte Interessen im Vergleich zu anderen Ländern, wie Großbritannien, eine gute Möglichkeit Zugang zu politischen Entscheidungsträgern zu erhalten (Heinemann, 2006, S. 143). Es gibt Rechtsnormen in Deutschland, welche sich mit dem Wirken von Interessengruppen beschäftigen. Interessengruppen werden im Grundgesetz nicht eigens genannt. »Ihre verfassungsrechtliche Legitimierung erfahren sie mittelbar aus dem Grundrechtskatalog, vor allem aus Artikel 9 GG (Vereinigungsfreiheit). Wichtige Rechtsnormen finden sich vor allem in den verfassungsrechtlich relevanten Geschäftsordnungen der Bundesministerien, der Bundesregierung und des Bundestages.« Zusätzlich existieren Gesetze und Regelungen, welche »die Tätigkeit und den Status bestimmter Verbände normieren« (Weber, 1977, S. 167). Die gemeinsame Geschäftsordnung der Bundesministerien (GGO) – also auch die des Bundesministeriums für Gesundheit (BMG) – schreibt vor, dass alle von einer Gesetzesänderung betroffenen Gruppen konsultiert werden müssen (Heinemann, 2006, S. 143). Es müssen »Vertretungen der beteiligten Fachkreise oder Verbände unterrichtet und um Überlassung von Unterlagen gebeten werden, sowie Gelegenheit zur Stellungnahme erhalten« (Bundesministerium des Innern Abteilung O – Verwaltungsmodernisierung, 2001). In Deutschland können Interessengruppen freiwillig entscheiden, ob sie Maßnahmen ergreifen wollen, um mit Politikern oder Beamten in Kontakt zu treten. Die Minimalkriterien, welche die legitime Einflussnahme begrenzen sind »Nichtbehinderung von Wettbewerb und das Verhindern struktureller Benachteiligung neuer oder schwächerer Gruppen. Diese Kriterien garantieren allerdings nicht dafür, dass Interessengruppen, wie beim Lobbying oft der Fall, objektive gemeinwohlorientierte Informationen weiter geben und somit fair handeln« (Kleinfeld et al. 2007, S. 7).

Beyme (1997, S. 207) schreibt, dass Verbandseinflüsse dem Parlament schon mit dem Referentenentwurf mitgeliefert werden. Das bedeutet, dass Lobbying in den Referaten von Bundes- oder Landesministerien stattfindet. Referatsmitarbeiter der Ministerien sind besonders wichtig für Lobbyisten, da diese Gesetzesentwürfe und Entwürfe für Verordnungen erstellen. Aber auch Abteilungsleiter, Staatssekretäre, Minister etc. in den Ministerien gehören zu den Adressaten der Lobbyisten (Leif / Speth, 2006, S. 22). Verbandsministerien, also diejenigen Ministerien, die in ihrer politischen Spitze mit Vertretern aus Verbänden besetzt worden sind, sind für Lobbyisten von Bedeutung. Dort wird vermehrt auf Leitungsebene bzw. bei der Spitze der Ministerien Lobbyismus betrieben (Lösche, 2007, S. 70). Wenn bei einem Gesetzesentwurf die Zustimmung des Bundesrates notwendig ist, agieren Lobbyisten verstärkt auf Landesebene, zum Beispiel in Landesministerien und bei deren Referenten. Ansprechpartner in Fraktionen und Parteien und Sachverständigengremien sind neben den Ministerien zusätzlich wichtig für Lobbyisten, da auch hier Gesetze vorentschieden werden (Lösche, 2007, S. 68f).

Lobbyisten agieren aber auch schon im Prozess des »Agenda-Settings«. Das heißt, sie befinden sich an dem Ort, an dem der Anstoß für eine Gesetzesinitiative formuliert oder gegeben wird. Der Anstoß kann neben den bereits genannten Beamten beispielsweise auch von einem Parlamentarier kommen. Das Parlament ist zwar im Gesetzgebungsprozess durch die steigende Bedeutung der Ministerialbürokratie geschwächt worden, trotzdem nennen Lobbyisten parlamentarische Gremien als wichtige Kontaktadressen (Lösche, 2007, S. 67ff). »Der Zugang zu Parlamentariern ist für Lobbyisten relativ einfach, da beide Seiten aufeinander angewiesen sind.« (Lösche, 2007, S. 71). Der Bundestag beschließt die Gesetze. Ausschüsse sind Orte an denen Lobbying stattfindet, da sie an der Beschlussfassung beteiligt sind. Wichtig für Lobbyisten sind Ausschussvorsitzende und Berichterstatter (Beyme, 1997, S. 209). Lobbyisten agieren oft bei den Mitarbeitern der Abgeordneten, der Ausschüsse, der Arbeitskreise und der Arbeitsgruppen, da diese mehr fachliche Kompetenz als Abgeordnete haben. Parteien, das Kanzleramt und oft auch die politische Führung von Ministerien spielen bei der Lobbyarbeit von Verbänden etc. eine eher geringe Rolle. Mehr Bedeutung für die Arbeit von Lobbyisten haben hingegen andere Verbände und Organisationen, »die im gleichen oder in einem benachbarten Politikfeld operieren.« Es werden beispielsweise Ad-hoc-Koalitionen gebildet, »um erfolgversprechender die eigenen Interessen in den politischen Willensbildungsprozess einzuschleusen.« Oder Interessengruppen konkurrieren »um Mitglieder, Macht, Einfluss und Zugang zur Politik« (Lösche, 2007, S. 71).

7. Methoden von Lobbyisten

Methoden von Lobbyisten können nach direktem und indirektem Lobbying unterschieden werden. Bei direktem Lobbyismus wird persönlich mit politischen Entscheidungsträgern Kontakt aufgenommen, während bei indirektem Lobbying über weitere Personen, Verbände oder Medien etc. kommuniziert wird (Köppl, 1998, S. 13). Persönliche Kommunikation hält Sebaldt (2002, S. 289f) für die wichtigste und am häufigsten genutzte Form von Lobbying. Berger (2001, S. 5) und Zumpfort (2003, S. 94f) halten indirektes Lobbying und die Druckausübung über Medien sogar für wenig professionell, während Merkle (2003, S. 140f) positiver schreibt und davon ausgeht, dass durch indirekten Lobbyismus, vor allem durch effektive Berichte in Medien, Verständigung angetrieben werden kann. Gleichzeitig entstünde aber dadurch ein Risiko des Kontrollverlust über die öffentliche Berichterstattung und Meinung. Nichtregierungsorganisationen nutzen indirektes Lobbying für »Grassroots-Lobbying«. Sie versenden zum Beispiel E-Mails und Karten an ausgewählte Adressaten, um ihr Anliegen gegenüber vielen Menschen transparent zu machen und sie zu überzeugen (Merkle, 2003, S. 146f).

Die Aufgabe von Lobbyisten – bei direktem und indirektem Lobbying – besteht darin, Informations- und Beziehungsmanagement zu leisten. Sie pflegen also Kontakte und Kommunikationsbeziehungen zu Netzwerken, bauen diese aus und leisten die nötige Vorarbeit dafür, in dem sie politische Entscheidungsträger und Politikprozesse beobachten und auswerten (Wehrmann, 2007, S. 45).

7.1 Informationsmanagement

Lobbyisten sammeln Informationen, bereiten sie sorgfältig auf und geben sie an politische Entscheidungsträger oder andere relevante Akteure weiter (Wehrmann, 2007, S. 46). Aufbereitete Informationen sind »Grundsatzpapiere, Argumentationshilfen, statistisches Zahlenmaterial aus Unternehmen ... (und) technische Expertise zu möglichen Auswirkungen von gesetzlichen Regulierungen« (Leif / Speth, 2006, S. 24). Oft werden Lobbyisten von Seiten der Politik gebeten, Themen zu bewerten und Argumentationshilfen zu erstellen. Dies geschieht vor allem dann, wenn politische Entscheidungsträger selbst nicht genügend Ressourcen für Informationsbeschaffung und -

aufarbeitung besitzen. »Der Informationsfluss kann sogar so weit gehen, dass Lobbyorganisationen komplette Referentenentwürfe für bestimmte Gesetzgebungen erstellen und an die relevanten Abteilungen weiterleiten« (Leif / Speth, 2006, S. 24). Die erstellten Entwürfe dienen den Lobbyisten später als Orientierung für weitere Tätigkeiten und für die Entwicklung von Strategien. Lobbyisten sammeln und sortieren Informationen, indem sie ihr Umfeld beobachten, relevante Themen und Sachverhalte identifizieren, verfolgen und verwalten. Diese Tätigkeiten sind unter den Begriffen »Monitoring« und »Issue Management« bekannt (Schönborn / Wiebusch, 2002, S. 71ff und Bender / Reulecke, 2003, S. 35ff). Lobbyisten beobachten Politiker und Ministerialbürokraten, Parteien und Parlamente. Dabei versuchen sie so früh wie möglich zu erfahren, welche politischen Vorhaben geplant sind. Lobbyisten in Firmen generieren Informationen nicht nur für Politiker und Beamte, sondern auch für ihr eigenes Unternehmen – speziell für Vorstände oder Inhaber – damit diese über politische Entwicklungen ausreichend Bescheid wissen. Die Informationen müssen von den Lobbyisten als Kommunikatoren sorgfältig aufbereitet und verständlich gemacht werden, da in Politik und Wirtschaft »unterschiedliche Handlungslogiken« vorherrschen, »die eine Verständigung erschweren« (Leif / Speth, 2006, S. 24f und Maldaner, 2003 und Zumpfort, 2003).

7.2 Beziehungsmanagement

Nach Schütt-Wetschky (1997, S. 9ff) erreichen Lobbyisten durch Beziehungsmanagement ihr Ziel, die politische Willensbildung in dem für sie relevanten Politikfeld zu beeinflussen. Beziehungsmanagement ist Kontaktpflege zu bedeutenden Akteuren. Sie ist ein wichtiges Tätigkeitsfeld für Lobbyisten, weil Informationen nur dann ausgetauscht werden können, »wenn stabile persönliche Kontaktnetzwerke existieren« (Leif / Speth, 2006, S. 25). Auf Basis von Beziehungsnetzwerken können mit Hilfe der Informationen, die durch das Informationsmanagement gewonnen werden, für ein bestimmtes Themengebiet relevante Adressaten identifiziert und auch Strategien entwickelt werden (Bender / Reulecke, 2003, S. 44ff). Beziehungsmanagement besteht aus Verhandeln, Überzeugen oder Druck ausüben. Die Grundvoraussetzung dafür ist, dass die Lobbyisten Informationen, Kompetenzen, Expertise, Glaubwürdigkeit, Zuverlässigkeit und politische Erfahrung besitzen (Lösche, 2007, S. 72). Erst wenn sie diese Eigenschaften inne haben, werden sie von Politikern und Beamten akzeptiert. Akzeptanz ist sehr wichtig für Lobbyisten (Wehrmann, 2007, S. 44). Wenn sie akzeptiert werden, besteht die Möglichkeit, dass sie eventuell kein aufwendiges Beziehungsmanagement mehr tätigen müssen, weil politische Entscheidungsträger von sich aus auf die Lobbyisten zukommen, um nach deren Expertise zu fragen (Köppl, 1998, S. 16 und Warneke, 2003, S. 369).

Zum Beziehungsmanagement gehört es persönliche Kontakte zu relevanten Akteuren herzustellen und aufrecht zu erhalten. Persönliche Gespräche sind auf Grund des direkten Kontakts für lobbyistischen Erfolg besonders wichtig. Zusätzlich werden Kontakte durch Telefonate oder Schriftverkehr wie Briefe oder E-Mails aufrecht erhalten. Dies geschieht meist dann, wenn ein persönlicher Kontakt nicht möglich ist oder es sich um Routine-Tätigkeiten oder -Fragen von Lobbyisten handelt (Maldaner, 2003, S. 150). Telefonate dienen als Grundlage für die lobbyistische Arbeit. Meistens ist aber im Vorfeld von Telefonaten schon ein persönlicher Kontakt entstanden, sei es »durch Gespräche, Treffen, Mittagessen und dergleichen« (Leif / Speth, 2006, S. 25). Kontakte werden, wenn möglich, jahrelang gepflegt. Dazu dienen auch informelle Gespräche mit Politikern oder Beamten über aktuelle politische Themen in Lobbykreisen, wie Collegium, Jung Lobby, Adlerkreis etc. (Leif / Speth, 2006, S. 25). Für das Beziehungsmanagement ist eine »intime Kenntnis der politischen Prozesse ... absolute Voraussetzung, zumal die gemeinsame Erfahrung in der praktischen Politik Schranken abbaut« (Leif / Speth, 2006, S. 26). Wichtig und schwierig zugleich ist es für Lobbyisten bei Regierungswechsel möglichst zügig die neuen relevanten Akteure kennen zu lernen und Beziehungen mit Abgeordneten aufzubauen, die haupt- oder ehrenamtliche Funktionen in Verbänden haben (Leif / Speth, 2006, S. 22 und Beyme, 1997, S. 210). Für Lobbyisten aus bekannten großen Wirtschaftsverbänden ist der Informationsaustausch mit Ministerien ein Routine-Vorgang, da Verbandsmitglieder oft neben ihrer Verbandstätigkeit dauerhaft in Ministerien arbeiten oder weil sich »die Austauschbeziehungen langjährig eingespielt haben.« Des Weiteren haben es Verbände im Gegensatz zu kommerziellen Beratern und Unternehmenslobbyisten leichter mit ihren Informationen an Ministerien heranzutreten, da sie dafür bekannt sind breite Interessen zu vertreten und dadurch »gebündelten wissenschaftlichen Sachverstand bieten« (Leif / Speth, 2006, S. 25). Scholz und Zielke (2003, S. 7) schreiben, dass Public Affairs Berater nach ihren eigenen Einschätzungen grundsätzlich ein schlechteres Image bei Adressaten in Regierung, Verwaltung und Parlament haben, als Unternehmens- und Verbandsvertreter.

Auch durch parlamentarische Abende werden neue Kontakte erstellt und alte gepflegt (Lianos / Hetzel, 2003, S. 15 und Rumpf, 2003, S. 8). Wehrmann (2007, S. 47) und Sebaldt (2002, S. 289f) schreiben dennoch, dass für Lobbyisten persönliche, schriftliche und telefonische Kontakte mehr Bedeutung hätten, als parlamentarische Abende. Weitere Kontakte, die dem Beziehungsmanagement dienen, werden durch »Einladungen zum Essen, Empfänge, Wochenendveranstaltungen mit kulturellem Programm und ähnlichen Events, in denen es um die persönliche Begegnung mit den Eingeladenen in privatem Ambiente« geht, hergestellt (Leif / Speth, 2006, S. 26). Allerdings können diese lobbyistischen Instrumente schnell die Grenze zur klassischen Korruption überschreiten, da sie sich im Bereich der unerlaubten Einflussnahme bewegen. In diesen Bereich fallen auch Parteispenden, die hauptsächlich wirtschaftliche Akteure an politische Parteien zahlen. Offiziell müssen diese ab einem Betrag von 10.000 Euro veröffentlicht werden. Allerdings kann durch Stückelung der Spenden in viele kleine Geldbeträge eine Veröffentlichung verhindert werden (Leif / Speth, 2006, S. 26). Laut Kleinfeld et al. (2007, S. 13) betreiben Lobbyisten Korruption und Bestechung nur sehr selten.

Für Lobbyisten sind nicht nur Kontakte zu Politikern und Beamten wichtig. Auch Beziehungen zu anderen relevanten Akteuren wie Verbänden oder Firmen mit ähnlichen Interessen werden gesucht und gepflegt. Durch »Bildung von Allianzen zu bestimmten politischen Themen ... bündeln verschiedene Lobbygruppen ihre Einflussmacht und gehen gemäß einer verabredeten Strategie vor« (Leif / Speth, 2006, S. 26). Gemeinsam haben Akteure mehr finanzielle und personelle Ressourcen und können zudem die Öffentlichkeit leichter auf sich aufmerksam machen.

8. Strukturen des deutschen Gesundheitswesens: Der Rahmen für Lobbyismus

8.1 Kennzeichen des deutschen Gesundheitswesens

Das deutsche Gesundheitswesen bildet den Rahmen, in dem Lobbyisten der Gesundheitspolitik agieren. Deshalb ist es an dieser Stelle wichtig, die Kennzeichen bzw. Besonderheiten des deutschen Gesundheitssystems vorzustellen. Das Gesundheitssystem hierzulande stellt einen gesellschaftlichen Funktionsbereich dar, der für die Aufrechterhaltung der Gesundheit der Bevölkerung in Deutschland von großer Bedeutung ist. Es ist ein stark organisiertes, und in sich ausdifferenziertes gesellschaftliches Feld mit spezialisierten, kommunizierenden Interessengruppen und einem abgrenzbaren »Institutionenkomplex« (Mayntz / Rosewitz 1988, S. 117). Das Gesundheitssystem in Deutschland weist »ein kompliziertes und oft schwer verständliches Gebilde« auf (Beske / Hallauer, 2001, S. 17). Das liegt daran, dass es »eine spezifische Entwicklungsgeschichte aufweist, die auf das engste mit der Etablierung der modernen Organisationsgesellschaft verbunden ist« (Tauschnitz, 2004, S. 1).

Im Folgenden werden Entwicklungen beschrieben, die die hervorstechenden charakteristischen Merkmale des deutschen Gesundheitssystems geprägt haben. Diese betreffen hauptsächlich die Steuerung, Entscheidungsfindung und grundlegende Organisationsfragen der medizinischen Versorgung. Diese Erkenntnisse sind wichtig für das Verständnis derzeitiger politischer Auseinandersetzungen in der deutschen Gesundheitspolitik, die den Rahmen für die Lobbyarbeit im Gesundheitswesen darstellen. Die Beschreibung des deutschen Gesundheitswesens hilft dabei, die Ansatzpunkte für Lobbyismus zu identifizieren.

8.1.1 Krankenversicherung

Ein wichtiges Merkmal des deutschen Gesundheitswesens ist die gesetzliche Krankenversicherung (GKV). Sie wurde 1883 durch Reichskanzler Otto von Bismarck eingeführt. Seither wird die medizinische Versorgung der Bevölkerung durch eine Sozialversicherung finanziert (Rebscher / Kaufmann, 2009, S. 11). Es existiert eine Versicherungspflicht in Deutschland. Die Krankenversicherung finanziert sich aus Beiträgen. Jedes Mitglied und weitere Akteure wie Arbeitgeber und Rentenversicherungsträger müssen regelmäßig Beiträge an die jeweiligen Versicherungsträger zahlen (Bundeszentrale für politische Bildung, 2011).

Die GKV ist als Arbeitnehmerversicherung konzeptioniert. Das heißt sie finanziert sich »durch Beiträge auf die Arbeitseinkommen der Mitglieder« (Bundeszentrale für politische Bildung, 2011). Diese Konstruktion der Finanzierung von Gesundheitsleistungen über Lohnnebenkosten führt zu einer engen Abhängigkeit von Wirtschafts- und Gesundheitssystem. Der Beitragssatz der Krankenkassen hängt somit nicht nur von den Ausgaben, sondern auch von der Höhe der beitragspflichtigen Einkommen bzw. von den Grundlöhnen ab. Die Krankenkassen verteilen die regelmäßig eingehenden Pflichtversicherungsbeiträge an die Leistungserbringer bzw. die zuständigen Kassenärztlichen Vereinigungen (Rebscher / Kaufmann, 2009, S. 14ff). Einmal im Quartal müssen die Leistungserbringer ihre Patientenunterlagen bei ihrer Kassenärztlichen Vereinigung einreichen. Die Namen der Patienten sind dabei verschlüsselt, damit Anonymität gewährleistet ist. Erst dann bekommen sie die Gelder für Behandlungen. Die zuständige kassenärztliche Vereinigung überprüft viermal jährlich die Leistungen jedes Arztes und erstattet erst dann den genauen Betrag, der zuvor nach einem komplizierten Punktesystem ermittelt wird. Diese Abrechnung wird computergestützt durchgeführt. Nur bei sehr großen Abweichungen von einem »Normalwert« werden die Daten gespeichert und weiter nachgeforscht (Bundeszentrale für politische Bildung, 2011).

Angestellte mit einem Einkommen über 3.675 Euro monatlich, Beamte und Selbständige haben die Möglichkeit sich statt gesetzlich auch privat zu versichern (Sozialgesetzbuch 1). Privatversicherte bezahlen die Kosten von medizinischen Leistungen durch Behandlungen etc. selbst und bekommen im Nachhinein von ihrer Privatkasse den Rechnungsbetrag erstattet (Rebscher / Kaufmann, 2009, S. 16). In Deutschland gehören etwa 90 Prozent der Bevölkerung der GKV an. 60 Prozent aller Gesundheitsausgaben finanziert die GKV (Statistisches Bundesamt, 2008). Die Funktionsprinzipien der GKV sowie die Beziehungen zwischen GKV und Leistungserbringern – Ärzten, Krankenhäusern, Apotheken usw. – üben daher einen maßgeblichen Einfluss auf das deutsche Gesundheitswesen und seine wichtigsten Akteure aus« (Bundeszentrale für politische Bildung, 2011).

8. Strukturen des deutschen Gesundheitswesens: Der Rahmen für Lobbyismus

8.1.2 Selbstverwaltung

Seit der Einführung des Krankenversicherungssystems 1883 von Bismarck sind zentralisierte Interessenverbände an der Formulierung und Durchführung staatlicher Gesundheitspolitik beteiligt. Ziel war es die Arbeiterschaft unmittelbar in staatliche Aufgaben einzubinden. Es ist ein Gegengewicht zur Sozialdemokratie und den ihr nahestehenden Organisationen hergestellt worden (Bandelow, 1998, S. 22). Dies ermöglichte die Einrichtung der Selbstverwaltung im Gesundheitswesen. Krankenkassen und ihre Verbände übernehmen gemeinsam mit den Verbänden von Ärzten, Zahnärzten, Apothekern und Krankenhausträgern und weiterer Interessengruppen Aufgaben der Qualitätssicherung und Ressourcenverteilung im Gesundheitswesen. Welche Leistungen von den gesetzlichen Krankenkassen bezahlt werden und von wem die Leistungen erbracht und wie hoch sie vergütet werden entscheiden seither hauptsächlich die Verbände. Das deutsche Gesundheitswesen zeichnen seit der Einführung der gesetzlichen Krankenversicherung »zwei grundlegende Strukturprinzipien« aus. Diese sind «der dezentrale Organisationsaufbau ... und das damit verbundene Selbstverwaltungsprinzip». Das Gesundheitssystem steht zwar unter staatlicher Aufsicht, ist aber nicht Teil der staatlichen Steuerung (Heinemann, 2006, S. 157). Selbstverwaltete Körperschaften des öffentlichen Rechts, wie Krankenkassen und die Kassenärztlichen Vereinigungen sind keine Weisungsempfänger. Der Staat gibt Verwaltungstätigkeiten im Gesundheitswesen ab. Die Organe der Krankenkassen selbst – bzw. der jeweilige Vorstand und der Verwaltungsrat der Kassen – übernehmen die Verwaltung. »Der Verwaltungsrat beschließt über die Satzung und ernennt den Vorstand. Er ist – mit Ausnahme der Ersatzkassen – paritätisch durch Vertreter der Arbeitnehmer und der Arbeitgeber besetzt. Bei den Ersatzkassen sitzen nur Vertreter der Arbeitnehmer im Verwaltungsrat«. Die Selbstverwaltung bei Kassenärztlichen und Kassenzahnärztlichen Vereinigungen übernehmen die Vertreterversammlung und der Vorstand (Bundeszentrale für politische Bildung, 2011).

Des Weiteren existiert im Gesundheitssystem eine gemeinsame Selbstverwaltung von Ärzten, Krankenhäusern und Krankenkassen. Deren oberstes Beschlussorgan ist seit 2004 der Gemeinsame Bundesausschuss (G-BA) (siehe Abbildung 3: Organigramm des G-BA). Der G-BA steht unter der Rechtsaufsicht des BMG. Ihm sind zahlreiche Aufgaben innerhalb der verschiedenen Leistungssektoren des Gesundheitswesens übertragen. Er bestimmt in Form von Richtlinien den Leistungskatalog der GKV und legt damit fest, welche Leistungen der medizinischen Versorgung in den Leistungskatalog der GKV aufgenommen werden (G-BA, 2011) (Näheres zur Struktur

8. Strukturen des deutschen Gesundheitswesens: Der Rahmen für Lobbyismus

des G-BA, strukturellen Veränderungen im G-BA und den Mitgliedern des G-BA im Kapitel 8.2).

In der beschriebenen Struktur der Selbstverwaltung teilen Kassen- und Ärzteverbände »vorhandene Ressourcen über Kollektivverhandlungen untereinander auf«. »Bis heute ist die Verbandszentrierung des deutschen Gesundheitswesens historisches Erbe dieser Entwicklung« (Heinemann, 2006, S. 157). Die unter »pressure groups« bekannten Verbände sind im politischen Sinne im deutschen Gesundheitswesen »Vollzugsträger mit beträchtlichem Selbstregulierungspotenzial« (Heinemann, 2006, S. 157). Diese Struktur ist konträr zu Strukturen in Gesundheitssystemen anderer europäischer Länder, wie Großbritannien, wo der Gesundheitssektor staatlicher Handlungssphären unterliegt und eher zentral organisiert ist (Heinemann, 2006, S. 157). Die deutsche Struktur der Selbstverwaltung bietet eine besondere Voraussetzung bzw. einen Handlungsrahmen für Lobbyisten und wirkt sich auf Lobby-Maßnahmen aus. Laut Süllow (1982) ist die Selbstverwaltung unter staatlicher Aufsicht sowie auf Grundlage staatlicher Vorgaben die unterste Ebene des Korporatismus im deutschen Gesundheitswesen. Nach Mayntz (1990, S. 288) engagieren sich Vertreter des Staates nur mittelbar. Deshalb fehlt der Selbstverwaltung oft das Merkmal einer direkten Inkorporierung von Interessenverbänden in die staatliche Politik.

Abbildung 3: Organigramm des G-BA

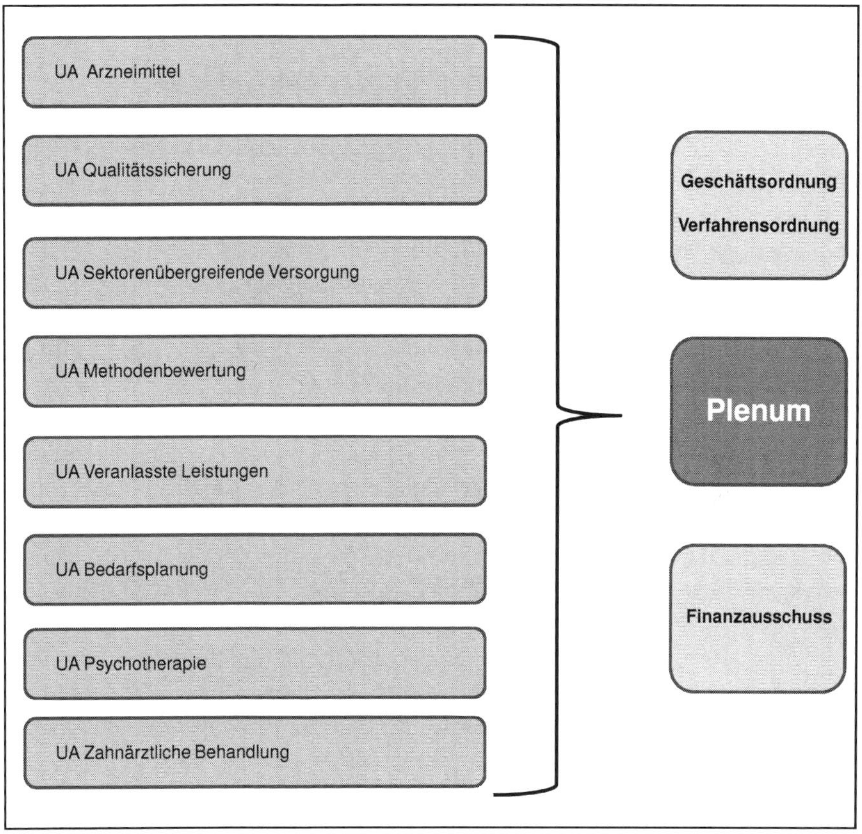

- UA Arzneimittel
- UA Qualitätssicherung
- UA Sektorenübergreifende Versorgung
- UA Methodenbewertung
- UA Veranlasste Leistungen
- UA Bedarfsplanung
- UA Psychotherapie
- UA Zahnärztliche Behandlung

Geschäftsordnung
Verfahrensordnung

Plenum

Finanzausschuss

Quelle: In Anlehnung an G-BA, 2011

8.2 Strukturelle Entwicklungen mit Einfluss auf das deutsche Gesundheitswesen

8.2.1 Stärkung der Selbstverwaltung

Die Veränderungen der Strukturen des Gesundheitswesens seit den 90ern bilden die Basis für Lobbyarbeit. Seit Anfang der 90er Jahre haben sich die Rahmenbedingungen im Gesundheitswesen verändert. Hierfür war hauptsächlich das 1992 verabschiedete Gesundheitsstrukturgesetz verantwortlich, welches die Art und Weise der Durchführung von Entscheidungen in der Gesundheitspolitik modifiziert hat (Rosenbrock / Gerlinger, 2004, S. 247ff).

8. Strukturen des deutschen Gesundheitswesens: Der Rahmen für Lobbyismus

Durch das Gesetz wurden weitere Aufgaben an die Selbstverwaltung delegiert.

Stärkung der Bundesausschüsse und der Weg zum G-BA
Bevor 2004 der G-BA gegründet wurde, gab es in Deutschland einzelne Bundesausschüsse mit unterschiedlichen Aufgabenbereichen. Bis 2000 gab es nur den Bundesausschuss der Ärzte und Krankenkassen und den der Zahnärzte und Krankenkassen. Der Bundesausschuss der Ärzte und Krankenkassen gewann seit den 1990er Jahren immer mehr an Bedeutung. Durch das 1997 verabschiedete zweite GKV Neuordnungsgesetz (2. GKV-NOG) sowie der GKV-Gesundheitsreform im Jahre 2000 bekam der Bundesausschuss der Ärzte und Krankenkassen zusätzliche Pflichten (Urban, 2001, S. 27f und S. 31f). Durch die Gesundheitsreform 2000 wurde beschlossen, dass der Bundesausschuss der Ärzte und Krankenkassen Unterstützung von dem Ausschuss Krankenhaus im stationären Sektor bekommt. An dem Ausschuss Krankranhaus wurden die Deutsche Krankenhausgesellschaft und die Bundesärztekammer beteiligt. Allerdings gab es strenge staatliche Vorgaben für den stationären Sektor. Deshalb blieb der Spielraum der Selbstverwaltung dort kleiner als im ambulanten Bereich (Rosenbrock / Gerlinger, 2004, S. 149).

Weitere Kompetenzen hat die Selbstverwaltung durch den Koordinierungsausschuss erhalten, der wie der Ausschuss Krankenhaus 2000 damit betraut wurde, den Ausschuss der Ärzte und Krankenkassen zu unterstützen. Die Aufgabe des Koordinierungsausschusses ist es die gemeinsame Geschäftsführung aller Bundesausschüsse sicher zu stellen. Außerdem ist er dafür da, dass Ärzte, Vertreter von Krankenhäusern und Kassen in Absprache evidenzbasierte Leitlinien zur Bewahrung der Qualität im Gesundheitswesen umsetzen. Der Koordinierungsausschuss, der Bundesausschuss Krankenhaus, sowie der Bundesausschuss der Ärzte und Krankenkassen und der Zahnärzte und Krankenkassen haben von Jahr zu Jahr mehr Aufgaben zugeteilt bekommen (Bandelow, 2004, S. 62).

2004 wurden sie dann von einem gemeinsamen Bundesausschuss, dem G-BA, abgelöst. Im G-BA sind, wie in den vorherigen Ausschüssen, Vertreter der Verbände der sieben Krankenkassenarten, der Deutschen Krankenhausgesellschaft, der Kassenärztlichen Bundesvereinigung und der Kassenzahnärztlichen Bundesvereinigung stimmberechtigte Mitglieder. Außerdem sitzen im Ausschuss drei weitere unparteiische Mitglieder. In den G-BA wurden im Gegensatz zu den früheren Ausschüssen auch Vertreter von Behinderten-, Patienten- und Verbraucherverbänden aufgenommen, die allerdings nicht stimmberechtigt sind (siehe Abbildung 4: Sitzverteilung im G-BA) (G-BA,

8. Strukturen des deutschen Gesundheitswesens: Der Rahmen für Lobbyismus

2011). Die Regierung beschloss legislativ, welche von den Dachverbänden der Patienten- und Verbraucherverbände Vertreter in den Ausschuss entsenden dürfen. Die Tatsache, dass Vertreter der Patienten und Verbraucher nun im G-BA sitzen hat die Qualität der Entscheidungen des G-BA verändert (Bandelow, 2004). Verhandlungen und Entscheidungen im G-BA sind transparenter geworden. Informationen können von Leistungserbringern und Krankenkassen nicht mehr so leicht zurückgehalten werden. Sie gelangen durch Patientenvertreter an die Öffentlichkeit. Der Einfluss der Gesellschaft bzw. der Versicherten und Patienten wächst. Die politischen Akteure sind vermehrt dem Druck ausgesetzt sich vor der Öffentlichkeit rechtfertigen zu müssen. Regelungen, die nur im Interesse von einzelnen Akteursgruppen sind, können politische Entscheidungsträger nicht mehr so leicht durchführen. Dadurch haben es Lobbyisten schwerer Partikularinteressen gegenüber politischen Entscheidungsträgern durchzusetzen (Eckert et al., 2010, S. 11).

Abbildung 4: Sitzverteilung im G-BA

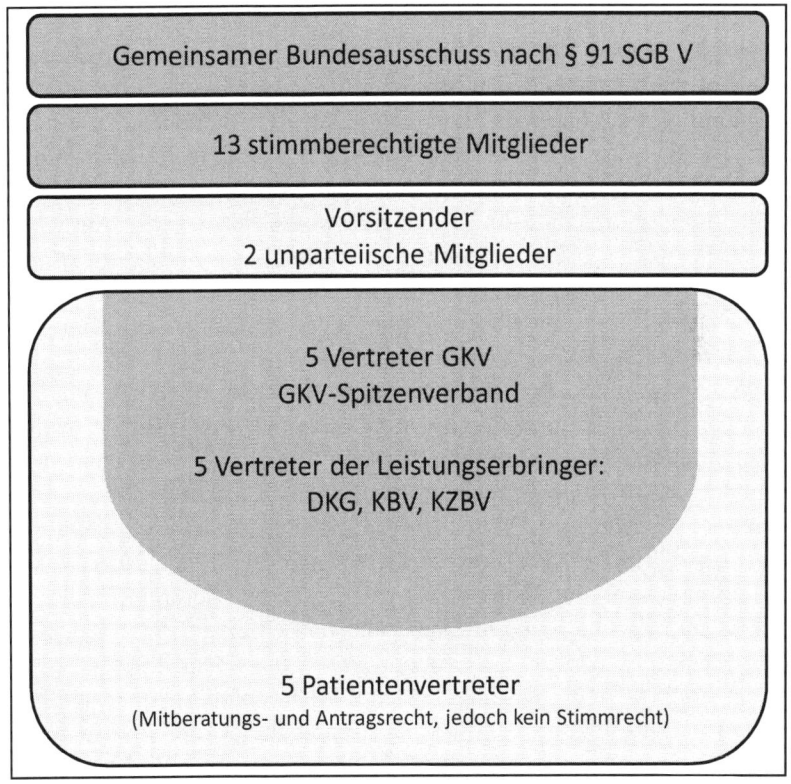

```
┌──────────────────────────────────────────────────────┐
│   Gemeinsamer Bundesausschuss nach § 91 SGB V        │
│                                                      │
│          13 stimmberechtigte Mitglieder              │
│                                                      │
│                  Vorsitzender                        │
│             2 unparteiische Mitglieder               │
│                                                      │
│                 5 Vertreter GKV                      │
│                GKV-Spitzenverband                    │
│                                                      │
│          5 Vertreter der Leistungserbringer:         │
│                  DKG, KBV, KZBV                      │
│                                                      │
│                5 Patientenvertreter                  │
│   (Mitberatungs- und Antragsrecht, jedoch kein Stimmrecht) │
└──────────────────────────────────────────────────────┘
```

Quelle: G-BA, 2011

8. Strukturen des deutschen Gesundheitswesens: Der Rahmen für Lobbyismus

Durch das Inkrafttreten des Gesetzes 2004 baute die Regierung die Selbstverwaltung aus, verstärkte die Qualitätssicherung und unterstützte die Koordination zwischen den Organen der Selbstverwaltung. Seither arbeitet der erste unparteiische Vorsitzende im G-BA. Reiner Hess, der KBV-Vorsitzende, wurde nicht mehr wie der Vorsitzende des Bundesausschusses der Ärzte und Krankenkassen vom Ministerium entsendet. Welche Verbände und Vertreter der Krankenkassen, Ärzte und Krankenhäuser im G-BA sitzen, regeln die Verbände untereinander ohne staatlichen Einfluss. Insgesamt ist festzustellen, dass vor allem Patienten- und Verbraucherverbände, durch den Ausbau der Selbstverwaltung in den letzten Jahren rein theoretisch mehr Macht erhalten haben. Außerdem hat der G-BA und damit die Selbstverwaltung mehr Kompetenzen erhalten (Bandelow, 2004).

Stärkung der Institute im Gesundheitswesen
Die Beschlüsse des G-BA sind seit 2004 rechtsfähig und Träger des unabhängigen Instituts für Qualität und Wirtschaftlichkeit. Der G-BA baut in seine Entscheidungen die wissenschaftlichen Untersuchungsergebnisse des Instituts für Qualität und Wirtschaftlichkeit ein. Dadurch hat das Institut an Bedeutung im Gesundheitswesen gewonnen. Es bewertet Arzneimittel und bestimmt Leitlinien für die Behandlung spezieller Krankheiten. Auf Drängen der CDU und CSU ist die Institution staatlich unabhängig. Die Regierung hatte in ersten Entwürfen ein staatliches Organ vorgeschlagen (Bandelow, 2004). Auch andere Institute im Gesundheitswesen haben mehr Aufgaben bekommen. Beispielsweise übernimmt das seit 2001 bestehende gemeinsame Institut der Kassenverbände und der Deutschen Krankenhausgesellschaft seit 2002 die Überwachung und Fortschreibung der Regelungen zur Krankenhausfinanzierung (Bandelow, 2004, S. 62).

Des Weiteren wurden der selbstständigen Bundesoberbehörde im Geschäftsbereich des Bundesministeriums für Gesundheit – dem Bundesinstitut für Arzneimittel und Medizinprodukte (BfArM) – mehr Kompetenzen zugesprochen. Im BfArM arbeiten neben Beamten auch Lobbyisten mit. Dies sind »rund 1.000 Mitarbeiterinnen und Mitarbeiter - darunter Mediziner, Pharmazeuten, Chemiker, Biologen, Juristen, Ingenieure, technische Assistenten und Verwaltungsangestellte« (BfArM, 2011). Die Zusammenarbeit ist wie im korporatistischen Sinn auf Dauer und formell eingerichtet. Auch im G-BA sind Kooperationen mit Vertretern von organisierten Interessen auf Dauer eingerichtet und gefestigt. Durch die europäische Richtlinie 2001/20/EG und mit Inkrafttreten der 12. Arzneimittelgesetz-Novelle am 6. August 2004 wurden dem BfArM mehr Kompetenzen zugesprochen. Es änderten sich die gesetzlichen Richtlinien »für die Durchführung klinischer

Prüfungen in Deutschland grundlegend.« Eine Ethikkommission muss jedem Arzneimittel vor seiner klinischen Prüfung am Menschen zustimmen und zusätzlich muss das BfArM die Prüfung genehmigen. Im August 2004 bekam das BfArM die Stelle »Klinische Prüfung / GCP-Inspektion« untergeordnet. Damit hat das BfArM die Kompetenzen bekommen, klinische Prüfungen zu genehmigen, nachträglich zu ändern, Probanden- / Patientensicherheit zu überwachen, sowie die GCP-Inspektionen durchzuführen. »Seit dem 6. August 2004 sind beim BfArM 5.000 Anträge auf eine Genehmigung zu einer klinischen Prüfung eingegangen.« (BfArM, 2009). Das BfArM hat mehr Macht bekommen und ist deshalb Ansprechpartner für Lobbyisten aus der Industrie geworden.

8.2.2 Stärkung des Wettbewerbs

Seit der ersten Hälfte der 90er Jahre stärkt die Regierung den Wettbewerb im deutschen Gesundheitswesen. Diese Intensivierung hat vor allem Auswirkungen auf die Krankenkassen (Stackelberg / Weller, 2008, S. 184). Die Kassen müssen nicht mehr sämtliche Beziehungen zu Leistungserbringern durch Kollektivverträge regeln. Zuvor war es gesetzlich vorgeschrieben, dass Kassenverbände lediglich mit der Kassenärztlichen Vereinigung (KV) – als Monopolvertreter der Mediziner – Verträge abschließen durften. Mittlerweile dürfen Kassen mit einzelnen Ärzten verhandeln. Durch die Veränderung erhoffte sich die Regierung mehr Effizienz in der medizinischen Versorgung und neue Versorgungsangebote von Leitungsanbietern. Krankenkassen bekamen immer mehr Spielräume in der Ausgestaltung von Versorgungsverträgen. Verhandlungen werden so von der Meso- auf die Mikroebene – also von Institutionen und Organisationen auf Individuen und Kleingruppen – verlegt. Es verhandelt nicht mehr ein Kassenverband mit einem Ärzteverband über alle Verträge zwischen Kassen und Ärzten. Vielmehr existieren bilaterale Verhandlungen zwischen einzelnen Kassen und Ärzten. Kassen haben so die Möglichkeit zwischen verschiedenen Versorgungsangeboten von Medizinern zu wählen. Ärzte stehen dadurch in Wettbewerb zueinander. Kassen benötigen für die meisten Verträge nicht mehr die Zustimmung der KVen (Gerlinger, 2009, S. 35).

Durch die Gesundheitsreform 2007 und das damit in Kraft gesetzte GKV-Wettbewerbsstärkungsgesetz wurde der Wettbewerb noch intensiviert. Kassen müssen nun nicht einmal mehr den KVen über ihre Verträge mit einzelnen Ärzten Bescheid geben. Außerdem können die Kassen seither »nicht mehr über die Höhe der Beiträge ihrer Mitglieder und der Arbeitgeber« bestimmen. Die Regierung wollte erreichen, dass sich einzelne Krankenkassen dadurch stärker bemühen »möglichst zielgenaue, qualitätsgestützte und effiziente Versorgungsformen und -tarife« anzubieten (Stackelberg / Weller, 2008, S. 184). Die Handlungsmöglichkeiten der Individualakteure werden größer. »Kollektivverträge auf der Meso-Ebene (verlieren) für die Steuerung der Krankenversorgung an Bedeutung« (Gerlinger, 2009, S. 35). Die Kassen gewinnen an Bedeutung und haben mehr Macht im Gesundheitswesen erlangt, da sie zwischen verschiedenen Verhandlungspartnern wählen können. Dadurch erhofft sich die Regierung, dass die Kassen »Verbesserungen von Wirtschaftlichkeit und Qualität gegenüber Leistungsanbietern« durchsetzen und vorhandene Versorgungsstrukturen modernisiert werden. Des Weiteren beschloss die Regierung in der letzten Gesundheitsreform, dass Krankheitskosten privatisiert werden und richtete Ausgabenobergrenzen für Leistungen und Leistungserbringer ein. Die Regierung erreichte durch die genannten Maßnahmen mehr Wettbewerb im Gesundheitswesen. (Gerlinger, 2009, S. 35f).

8.2.3 Stärkung staatlicher Vorgaben und finanzielle Kürzungen

Stärkung staatlicher Vorgaben
Auch wenn die Selbstverwaltung seit den 90ern mehr Macht bekommen hat ist der Einfluss der Bundesregierung in einigen gesundheitspolitischen Gebieten hoch. Grund dafür ist, dass im Gesundheitswesen staatliche Entscheidungsträger die Rahmenbedingungen für die Selbstverwaltung vorgeben (Reiners, 2009, S. 10). Zum Nachteil der Verbände ist, dass der Spielraum der Selbstverwaltung eigene Entscheidungen zu treffen durch Reformen seit den 90ern verringert wurde. Staatliche Interventionen wurden gleichzeitig ausgeweitet. Die Regierung veränderte Verfahrens- und Entscheidungsregeln und setzte finanzielle Anreize. Sie schuf, wie bereits erwähnt, neue Institutionen und löste alte Institutionen auf (Gerlinger, 2009, S. 36). Der Gesetzgeber gibt die politische Ordnung im Gesundheitswesen vor (Döhler, 1995). Er sorgt so dafür, dass die Selbstverwaltung Entscheidungen fällt, die den staatlichen Zielsetzungen entsprechen. Mit jeder Reform seit den 90ern wuchs der Umfang gesetzlicher Vorschriften für die Akteure im Gesundheitswesen. »Dabei handelt es sich überwiegend um solche Bestimmungen, die die Modalitäten der Marktkonstitution regeln, also die Rechte und Pflichten der Akteure in einem zunehmend von finanziellen Anreizen geprägten Handlungssystem präzisieren und die Grenzen ihres Handelns definieren« (Gerlinger, 2009, S. 36). Der Gesetzgeber möchte durch die Vorschriften, Rechtssetzung

und staatliche Aufsicht die Wettbewerbsordnung im Gesundheitswesen unterstützen und eine qualitativ hochwertige und effektive Versorgung gewährleisten (Lütz / Czada, 2000 und Majone, 1997).

Finanzielle Kürzungen
Die Rezession nach der Wiedervereinigung Deutschlands und der Anstieg der Beitragssätze zur GKV übten Anfang der 90er Druck auf die Regierung aus, finanzielle Kürzungen im Gesundheitswesen vorzunehmen. Die einzige Kostendämpfungsmaßnahme, die bis dato vorgenommen wurde, war die Begrenzung der Arbeitgeberbeiträge zur gesetzlichen Krankenversicherung (Perschke-Hartmann, 1994, S. 203ff). Diese Maßnahme sah die Regierung als unbefriedigend an und entschloss sich, die finanziellen Mittel zu beschneiden:

Um die Beitragsstabilität zu gewährleisten, kürzte die Regierung die finanziellen Mittel für Leistungserbringer durch das Gesundheitsstrukturgesetz 1992. Das verschlechterte die Rahmenbedingungen von Ärzten, Krankenhäusern und der Pharmaindustrie. Der starke Widerstand der Ärztelobby bewirkte bei den politischen Entscheidungsträgern nichts. Damit war die Blockademacht der Mediziner, die sie seit den 60er Jahren aufbauten, gebrochen. Die Kostendämpfungsmaßnahmen erhöhten die Konkurrenz zwischen einzelnen Facharztgruppen und schwächten die Kassenärztlichen Vereinigungen. Außerdem wurde die Akzeptanz der Verbandseliten in der Öffentlichkeit geschwächt (Winter / Willems, 2007, S. 272). Insgesamt versuchte die Regierung mit dem Gesundheitsstrukturgesetz den Verbänden die Möglichkeit zu nehmen, sich bei wichtigen Strukturreformen durchzusetzen (Bandelow, 1998, S. 128).

1993 setzte der Gesetzgeber der GKV einen zunehmend restriktiven Finanzrahmen. Er hat die Ausgaben für bedeutende Leistungsarten budgetiert (Gerlinger, 2009, S. 36). Die Krankenkassenverbände haben durch die finanziellen Kürzungen der Regierung mehr Macht erhalten. Sie können leichter Leistungskürzungen vornehmen. Bis Anfang des 21. Jahrhunderts kritisierte die Öffentlichkeit die finanziellen Kürzungen im Gesundheitswesen. Deshalb entschieden sich politische Entscheidungsträger 2003 das Gesundheitsmodernisierungsgesetz zu verabschieden. Aber auch diese Reform enthielt Leistungskürzungen. Die Möglichkeit von Lobbyisten sich an politischen Entscheidungen zu beteiligen hat sich geändert, sie wurden von politischen Entscheidungsträgern sehr spärlich in die Reformverhandlungen mit einbezogen. Die Lobbyisten haben es nicht geschafft die finanziellen Kürzungen im Gesundheitswesen zu verhindern (Bandelow, 2004, S. 62).

Durch die Gesundheitsreform 2007 hat die Regierung ihre Macht im Regulierungsprozess erhöht (Eckert et al., 2009a). Die Finanzierung von Leistungsträgern wurde zentralisiert, allgemeine Beitragssätze werden nun durch die Bundesregierung festgelegt und Steuerzuschüsse zur GKV-Finanzierung wurden sukzessive erhöht. Des Weiteren wurde die Rechtsaufsicht über den G-BA verstärkt (Bundessozialgericht, 2010 und Sell, 2009). Dadurch stieg der Einfluss der Regierung. »Die Handlungsspielräume – und ... (das) heißt vor allem: die finanziellen Verteilungsspielräume – der Krankenkassen und der Leistungserbringer werden also zusehends geringer« (Gerlinger, 2009, S. 36).

8.2.4 Wandel des Parteiensystems und Bürokratisierung

Veränderung der Parteienlandschaft
Die Veränderungen in der Parteienlandschaft haben zusätzlich Auswirkung auf die Interessenvermittlung von Akteuren im Gesundheitswesen. Es hat sich in jüngster Zeit ein Fünfparteiensystem gebildet. Anstelle einer »Zwei-Parteienkoalition ist ein komplexes Mehrparteiensystem mit zunehmend unübersichtlicher Mehrheitsfindung getreten« (Eckert et al., 2009a, S. 279). Dadurch werden kleinere Parteien gestärkt und große müssen gleichzeitig Macht abgeben (Decker, 2009). Die Entwicklung vom Vier- zum Fünf-Parteiensystem im Bund und in den Ländern begann 2005, als die Linkspartei in den Deutschen Bundestag einzog. Zur gleichen Zeit verloren die Großparteien CDU und SPD »an Bindungsfähigkeit vor allem an ihren Rändern, was die zukünftige Durchsetzungsfähigkeit Großer Koalitionen absehbar schwächt.« Diese Fragmentierung hat die »starre Wettbewerbsstruktur der »Bonner Republik« einer strukturellen Asymmetrie zugunsten der Unionsparteien ... mit der FDP als »dritter Kraft« mit Scharnierfunktion beendet« (Eckert et al., 2009, S. 279). Es gibt andere Mehrheiten im Bundesrat, die auf andere gesundheitspolitische Themenakzentuierungen als in der Vergangenheit setzen. Koalitionsbildungen haben sich verändert und Einigungen auf bestimmte Reformen erschweren sich. Lobbyakteure im Gesundheitswesen haben es seit 2009 nicht mehr so leicht, Reformen mit großen Parteien, wie es bei den Einigungen 1992, 2003 und 2007 noch möglich war, unter Ausschluss kleinerer Parteien auszuhandeln (Eckert et al., 2010a, S. 48f). Die verschiedenen Parteien haben alle unterschiedliche kulturelle und wohlfahrtsstaatliche Vorstellungen, was die verschiedenen Entwürfe der einzelnen Parteien zeigen. So sind die Linken und die Grünen für die Bürgerversicherung, die CDU für die Einrichtung einer Gesundheitsprämie und die FDP für

eine »grundsätzliche Umgestaltung der Finanzierung der GKV auf Kapitaldeckung wie in der Privatversicherung« (Eckert et al., 2009a, S. 280). Es ist für Interessengruppen im Gesundheitswesen viel schwerer geworden, ihre Interessen gegenüber politischen Entscheidungsträgern durchzusetzen. Denn es benötigt mehr Zeit und finanzielle Ressourcen die Politiker aller Parteien von ihren Interessen zu überzeugen. Wenn eine oder zwei Parteien überzeugt werden bedeutet das noch lange nicht, dass diese die Interessen gegenüber anderen Parteien durchsetzen werden. Während vor einiger Zeit noch enge Kontakte zu einer oder zwei großen Parteien ausgereicht haben, müssen nun mehr Kontakte geknüpft und verschiedenartige Strategien entwickelt werden, um die unterschiedlichen Parteien zu überzeugen. Es ist zu beobachten, dass seitdem die FDP an der Regierung beteiligt ist und damit auch in das BMG eingezogen ist, liberale Positionen in der Gesundheitspolitik gestärkt wurden und die fachlichen Möglichkeiten durch den administrativen Unterbau stark ergänzt wurden (Eckert et al., 2010). Aber auch das »liberale BMG« unterstützte nicht, wie viele erwarteten, die Interessen von Ärzten, der Pharma- und der Medizinprodukteindustrie vorbehaltlos. Die Interessen der Leistungserbringer wurden durch die liberalen Reformen bislang nicht gestärkt (Fricke / Gieseke, 2011 und Ärzte Zeitung, 22.12.2010). Die Interessen der Lobbyisten im Gesundheitswesen finden weniger Zugang zu politischen Entscheidungsträgern in Parteien. Parteien handeln autonomer. Sie bauen ihr gesundheitspolitisches Expertenwissen in den Parteien aus (Manow, 1994 und Trampusch, 2004). Gerlinger (2009, S. 40) schreibt, dass »klientelistische Bindungen zwischen Parteien und einzelnen Interessengruppen im Gesundheitswesen« zwar nicht verschwinden würden, sie würden aber »aus der Perspektive der Interessengruppen an Verlässlichkeit« verlieren. Laut Eckert et al. (2010) spielen Parteien keine große Rolle mehr bei der Steuerung des Gesundheitswesens und für die Lobbyarbeit im Gesundheitswesen.

Ministerialbürokratie
Die Ministerialbürokratie hat von der Machtverschiebung im Gesundheitswesen profitiert. Die Exekutive hat mittlerweile am meisten Entscheidungsmacht. Vor allem das Bundesministerium für Gesundheit (BMG) und dessen Ministerialverwaltung haben durch die Zentralisierung von Kompetenzen besonders viel Macht erhalten. Das BMG ist federführend für Reformen im Gesundheitswesen zuständig und deshalb wichtiger Ansprechpartner für Lobbyisten (Paquet, 2009). Weil es für Parteien schwerer geworden ist, sich zu einigen, ist »für die Durchsetzung politischer Reformen ein strategisches Machtzentrum in der Exekutive von größter Bedeutung« (Eckert et al.,

2009a, S. 280f). Das hat Auswirkung auf lobbyistische Tätigkeiten, da es für Lobbyisten erfolgversprechender geworden ist, Mitarbeiter des Ministeriums statt Parteien von ihrer Arbeit zu überzeugen. Allerdings ist das BMG im Gegensatz zu anderen Ministerien, wie dem Bundesministerium der Justiz, und dem Bundeskanzleramt mit sehr kompetenten, dauerhaft beschäftigen Experten ausgestattet. Auch die Reform des GKV-Wettbewerbsstärkungsgesetz hat das BMG zum Beispiel durch die jährliche Festsetzung des allgemeinen Beitragssatzes gestärkt (Eckert et al., 2009a, S. 280f). Des Weiteren hat das BMG bei Reformvorhaben grundsätzlich die Unterstützung von zwei Landesministerien des jeweilig anderen parteipolitischen Blocks, was weitere fachliche Ressourcen mit sich bringt (Paquet, 2009, S. 37). Das führt dazu, dass das BMG die Expertise von Lobbyisten nicht unbedingt benötigt. Auf Grund der »andauernden Schwächung der Massenparteien und mesokorporatistischen Institutionen« kommt es zu einer weitgehenden Bürokratisierung der Gesundheitspolitik. »Diese beinhaltet nicht nur eine Regelungsdichte, sondern auch eine Stärkung der Ministerialbürokratie« (Eckert et al. 2009a, S. 282f).

8.3 Zuordnung einer Netzwerktypologie auf das Gesundheitswesen

Die Entwicklung im Gesundheitswesen ist zum Teil widersprüchlich und mehrdimensional. Dennoch zeigt die Vermittlung von Interessen bei der Verteilung von Ressourcen einen eindeutigen Trend hin zur Entstaatlichung. Verbände handeln eigenständiger auf Grund der Zentralisierung und Korporatisierung seit den 90ern und der jüngeren Dezentralisierung und Pluralisierung der Verhandlungen. Die Liberalisierung von Teilen des Gesundheitswesens und die gleichzeitige Ausweitung staatlicher Eingriffe vor allem in Bezug auf Geldfragen, führen zu einem Bedeutungsverlust des Korporatismus. Korporatistische Regulierungsaufgaben werden von der Meso- auf die Mikroebene verschoben. Staatliche Entscheidungsträger geben gezielt Aufgaben an die Selbstverwaltung ab. Diese Aufgaben übernehmen als rational handelnde Wirtschaftsakteure zum einen Mitglieder des G-BA und zum anderen Mediziner und Krankenkassen in bilateralen Verhandlungen. Auch unabhängige Institute wie das BfArM und das Institut für Qualität und Wirtschaftlichkeit haben mehr Kompetenzen erhalten. Gleichzeitig nehmen staatliche Eingriffe auf bestehende korporatistische Verhandlungssysteme zu, die die Handlungsspielräume der einzelnen Akteure begrenzen. Zu diesen zählen hauptsächlich die finanziellen Kürzungen im Gesundheitswesen seit den

8. Strukturen des deutschen Gesundheitswesens: Der Rahmen für Lobbyismus

90ern. Akteure im Gesundheitswesen haben mehr Aufgaben bekommen aber weniger Spielräume bei deren Ausgestaltung.

Die Entwicklung der Strukturen im Gesundheitswesen hat korporatistische Merkmale. Verhandlungssysteme, wie der G-BA, sind zentralisiert, auf Dauer und formell eingerichtet. Sie bekommen staatliche Rahmenvorgaben und legen verbindliche Regeln fest. Der G-BA – damit auch seine Mitglieder aus Krankenkassen, Leistungserbringern und Patienten – hat in den letzten Jahren an Bedeutung gewonnen. Die Lobbygruppen sind aber immer noch nicht gleichberechtigter Verhandlungspartner des Staats. Es werden nicht alle gesellschaftlichen Gruppen gleichstark bei Verhandlungen berücksichtigt. Es wurden zwar Patienten- und Verbraucherverbände in den G-BA aufgenommen. Allerdings existieren Interessengruppen, wie die meisten Versicherten und Vertreter von Krankenpflegern, die von gefestigten Verhandlungen ausgeschlossen sind. Die zunehmende Verlagerung von Aufgaben an die Selbstverwaltung in den letzten Jahren verstärkt diese Tatsache. Zu den gefestigten korporatistischen Netzwerken finden neue organisierte Interessen schwer Zugang (Urban, 2001, S. 7).

Dennoch kann nicht mehr vom klassischen Korporatismus gesprochen werden. Vielmehr erodiert der Korporatismus im Gesundheitswesen (Winter, 2004 und Trampusch, 2006). Die Entwicklung der Strukturen und Verhandlungsgremien im deutschen Gesundheitswesen sowie der Einbindung von Interessengruppen zeigen, dass der Staat normalerweise bei Entscheidungen über die Verteilung von finanziellen Mitteln und der Qualitätssicherung nur die Rahmenbedingungen vorgibt. Die Gremien, in denen die tatsächlichen Verhandlungen stattfinden, werden von Kassen und Leistungsanbietern besetzt. Politische Entscheidungsträger sind normalerweise nicht beteiligt. Der Staat zieht sich vermehrt aus Entscheidungen zurück und lässt die Selbstverwaltung eigenständig handeln. Staatliche Akteure sind dadurch nicht mit Privaten verflochten. Diese Tatsache existiert nicht im korporatistischen Sinn (Schubert, 1995, S. 419). Die zunehmend stärker werdende Selbstverwaltung wird lediglich von staatlicher Seite beaufsichtigt.

Im Korporatismus finden Austauschbeziehungen auf Grundlage von freiwilligen Zugeständnissen zwischen gegenüberstehenden Akteuren statt. Molina und Rhodes (2002, S. 309) schreiben, dass Korporatismus auch »Tausch« zwischen Akteuren bedeutet. Die finanziellen Leistungskürzungen seit den 90er Jahren wurden aber nicht freiwillig und im Konsens von den Leistungserbringern bewilligt, sondern ohne Zustimmung vom Staat durchgesetzt. Statt von Tauschkorporatismus wird bei Jochem und Siegel (2003, S. 16) und Gerlinger (2009, S. 39) von Wettbewerbskorporatismus gesprochen. Es gibt mehr Wettbewerb zwischen Leistungserbringern und Krankenkassen.

8. Strukturen des deutschen Gesundheitswesens: Der Rahmen für Lobbyismus

Im Gesundheitssystem übernimmt der Korporatismus mittlerweile die Aufgabe, den »wettbewerblichen Umbau des Gesundheitswesens zu flankieren« (Gerlinger, 2009, S. 39). Der Begriff des Wettbewerbskorporatismus (competitive corporatism) wurde durch Martin Rhodes (1998) erstmals ins Gespräch gebracht. Später hat ihn Hans-Jürgen Urban in die sozialwissenschaftliche Debatte zur Gesundheitspolitik eingeführt (Urban, 2001).

Letztendlich bewegt sich die Lobbyarbeit im Gesundheitswesen in einem veränderten, leicht erodierten korporatistischen System. Dieses ist auch pluralistisch geprägt, da es zunehmenden Wettbewerb und dadurch mehr verschiedene autonome Interessen gibt. Staatliche Restriktionen wie finanzielle Kürzungen gelten für alle Interessengruppen eines Fachbereichs. Allerdings kann nicht einfach davon ausgegangen werden, dass es ein exaktes Machtgleichgewicht zwischen allen organisierten Interessen gibt. Patientenvertreter haben zum Beispiel kein Stimmrecht im G-BA. Es können sich also entgegen der pluralistischen Annahme manche Interessen auf Grund von Rahmenbedingungen besser durchsetzen. Diese Tatsache hat sich seit den 90ern verstärkt, da bilaterale Verhandlungen zwischen zwei oder wenigen Verhandlungspartnern angestiegen sind, während weniger gesundheitspolitische Entscheidungen von Politikern getroffen werden. Die marxistische Theorie – in der es bei Verhandlungen nur um den Kampf zwischen Arbeit und Kapital geht – kann sich im Gesundheitssystem nicht halten, da in den Verhandlungen des Gesundheitswesens oft Kapitalinteressen auf andere Kapitalinteressen treffen. Die Gesellschaftstheorie trifft auf das Gesundheitswesen auch nicht zu. Politische und private Akteure sind nicht gleichstarke Interessengruppen. Erstere sind für den Handlungsrahmen und private Akteure lediglich für die Ausgestaltung der Aufgaben zuständig. Außerdem sind sich die Akteure nicht immer über Regeln und Gesetze einig.

Ob die im deutschen Gesundheitssystem handelnden Akteure die Kriterien des Korporatismusbegriffs erfüllen wird im nächsten Kapitel *(Kapitel 9)* untersucht.

Wichtig für die Interessenvermittlung der Lobbyisten im Gesundheitswesen ist, dass Lobbyismus gegenüber Parteien durch das Fünf-Parteien-System weniger effektiv geworden ist. Die Lobbyarbeit gegenüber Ministerialbeamten ist wichtig, da diese mehr Macht im politischen Prozess bekommen haben. Allerdings ist diese Lobbyarbeit schwerer geworden, da durch die Einführung zahlreicher Steuerungsaufgaben seitens des Staates, der Expertenstab in den Ministerien erhöht wurde. Politische Entscheidungsträger sind deshalb nicht mehr auf die Information von Lobbyisten angewiesen. »Die Distanz zwischen den politischen Akteuren und den Verbänden im Gesundheitswesen (wird) größer« (Gerlinger, 2009, S. 41). Wie die Lobbyisten im

8. Strukturen des deutschen Gesundheitswesens: Der Rahmen für Lobbyismus

Gesundheitswesen auf die genannten Veränderungen reagieren und ob sie ihre Lobby-Maßnahmen an die Änderungen anpassen, wird in *Kapitel 10* analysiert.

9. Akteure im Gesundheitswesen

Die Strukturen im Gesundheitswesen geben den Rahmen für die Aktivitäten organisierter Interessen und politischer Akteure vor. »Wie dieser Rahmen ausgefüllt oder sogar verschoben wird, hängt wesentlich vom Wirken der im Politikfeld involvierten organisierten Interessen ab« (Heinemann, 2006, S. 158). Deshalb müssen »dominierende Typen formaler Organisation« wie Krankenkassen, Krankenhäuser, die Ärzteschaft und ihre jeweiligen Verbände, analysiert werden (Tauschnitz, 2004, S. 1). Wichtig ist, inwiefern die Akteure und deren Konstellationen die Voraussetzung für eine bestimmte Netzwerkstruktur wie den Korporatismus und damit der Grundlage für Lobbying ermöglichen. Im Folgenden wird als erstes die Interessengruppe der »Leistungsanbieter« (Ärzte, Krankenhausträger, Pharmaindustrie etc.) näher betrachtet. Danach werden die Interessen und Organisation der Krankenkassen vorgestellt. Anschließend werden die Interessen und Verbände der Patienten und Verbraucher betrachtet. Auch, wenn Leistungsanbieter und Krankenkassen oft behaupten die Interessen dieser Gruppen zu repräsentieren, weichen ihre Positionen von denen der Patienten- und Verbraucherverbänden ab.

Es wird erklärt, weshalb die einzelnen Akteure eine bedeutende Lobbygruppe sind und herausgearbeitet, wie sie sich organisieren. Interessant ist dabei, ob sich die Akteure des Gesundheitswesens durch Unternehmens-, Verbands-, oder Auftragslobbyisten vertreten lassen. Staatliche Akteure werden hierbei nicht einzeln analysiert. Aus korporatismus-theoretischer Sicht sind die hauptsächlichen Aufgaben des Staates Rahmenbedingungen zu schaffen, Verhandlungen zu beaufsichtigen, sowie wenn nötig die Aushandlung mit den Interessenverbänden (Bandelow, 1998, S. 103ff). Auf staatliche Akteure wird daher nur im Zusammenhang mit Lobby-Maßnahmen *(Kapitel 10)* oder wenn sie aus anderen Gründen thematisch betroffen sind eingegangen.

9. Akteure im Gesundheitswesen

9.1 Leistungsanbieter

9.1.1 Ärzteschaft

9.1.1.1 Bedeutung

Die Ärzteschaft hat eine hohe Bedeutung im Gesundheitswesen. Denn Leistungen, wie Therapien oder Medikamente werden Patienten nur dann zugänglich, wenn ein behandelnder Arzt deren Notwendigkeit attestiert. Ärzte besetzen sozusagen ein Monopol und andere Akteure, wie Pharmaunternehmen sind auf Medikamentenverschreibungen von Ärzten angewiesen. Mediziner verordnen Art, Menge und daraus resultierend auch den Preis der verordneten Medikamente, Therapien etc. (Heinemann, 2006, S. 160f). Die Ärzteschaft wird in medizinischen und pharmazeutischen Fachzeitschriften oft als »Lobby in Weiß« bezeichnet. Schleswig-Holsteins Ärztekammerpräsident Dr. Franz-Joseph Bartmann ist der Meinung, dass in der »öffentlichen Wahrnehmung die Ärzteschaft ... eine der erfolgreichsten pressure-groups innerhalb des Lobbyistentums" ist (Ärzte Zeitung, 25.09.2007). Auch in politikwissenschaftlichen Studien werden der Ärztelobby eine große Bedeutung und viel Machtpotential auf Grund von hohen personellen und finanziellen Ressourcen zugesprochen (Hartmann, 1985, S. 260). Durch ihre Monopolstellung haben sie die Möglichkeit mit Leistungsverweigerung zu drohen und dadurch zusätzlich Macht im politischen Prozess (Rauskolb, 1976, S. 244). Aber auch ihre sehr gute verbandliche Organisationsstruktur – die weiter unten in diesem Kapitel näher beschrieben wird – ist ein Grund dafür, weshalb die Ärzte-Lobby als sehr bedeutender und einflussreicher Akteur im Gesundheitswesen gilt (Bandelow, 2005).

9.1.1.2 Ziele

Niedergelassene Ärzte betonen immer wieder ihr Interesse an der optimalen gesundheitlichen Versorgung ihrer Patienten. Sie haben aber hauptsächlich eigene berufsständische Ziele. Zu diesen Zielen gehört neben der Sicherung möglichst hoher Einkünfte auch der Erhalt aller Privilegien von Freiberuflern (Naschold, 1967 und Groser / Mayntz, 1992). Lediglich, wenn es um Anteile am ärztlichen Gesamteinkommen geht, haben Fachärzte und Hausärzte verschiedene Meinungen, da jeder für sich mehr Einkommen beziehen möchte. Die Gesamtvergütung der Ärzte ist budgetiert. Das heißt »Einkommenssteigerungen aus der vertragsärztlichen Versorgung (können) nur auf Kosten anderer Ärzte erzielt werden. Dadurch kommt es zu einer erheblichen Verschärfung innerärztlicher Verteilungskonflikte« (Gerlinger, 2009, S. 42). Diese Verteilungskonflikte wurden seit den 90er Jahren stärker (Gerlinger, 2009, S. 41).

9.1.1.3 Organisation

Die Ärzteschaft organisiert sich in freien Verbänden und körperschaftlichen Vereinigungen, sogenannte Kammern (Heinemann, 2006, S. 161f). Es ist für alle praktizierenden Ärzte Pflicht in den körperschaftlichen Verbänden Mitglied zu sein. Auf der Bundesebene existieren als körperschaftliche Verbände die Bundesärztekammer (BÄK BV) und die Kassenärztliche Bundesvereinigung (KBV) (siehe Abbildung 5: Interessenvertretung der Ärzteschaft). Der KBV gehören die KVen an. Die BÄK BV ist eine Arbeitsgemeinschaft der Landesärztekammern. Zusätzlich gibt es freie Ärzteverbände (Engelke, 2009, S. 128).

Abbildung 5: Interessenvertretung der Ärzteschaft (Stand Februar 2014)

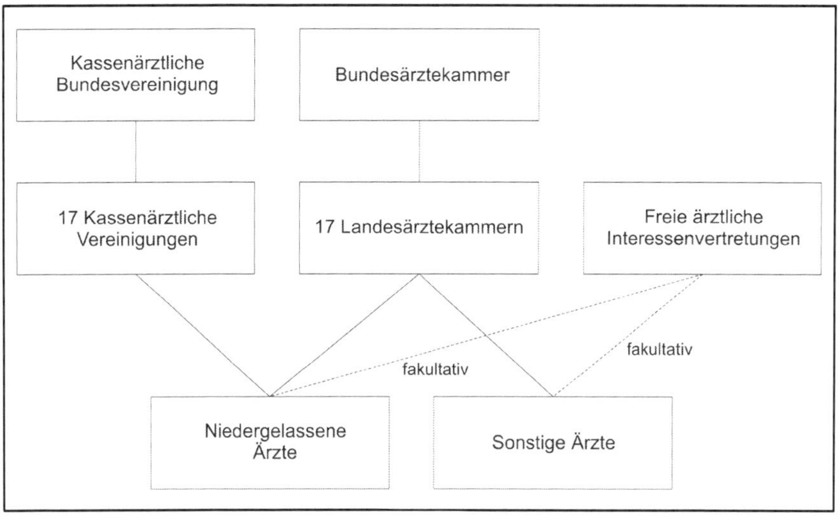

Quelle: In Anlehnung an Engelke, 2009, S. 128

Die KVen stehen im Mittelpunkt der Interessenvertretung niedergelassener Vertragsärzte und -zahnärzte. Die Körperschaften öffentlichen Rechts sind Zwangsverbände dieser Ärztegruppe, da die Kassenärztlichen Vereinigungen

9. Akteure im Gesundheitswesen

seit 1955 über den Sicherstellungsauftrag für die ambulante Versorgung verfügen. Alle insgesamt 115.000 Ärzte, die an der ambulanten kassenärztlichen Versorgung teilhaben sind Mitglieder. Die innerärztliche Konkurrenz bei den Verhandlungen mit den Kassen wird verringert, da der Sicherstellungsauftrag veranlasst, dass die Kassenverbände Abschlüsse mit den KVen abschließen. Allerdings wurde – wie bereits in *Kapitel 8.2* erklärt – der Sicherstellungsauftrag in den letzten Jahren zunehmend gelockert und der Wettbewerb im Gesundheitswesen dadurch gestärkt. Die KVen sind als Landesvereinigungen in 17 Regionen untergliedert. Vorstände, die von den Vertreterversammlungen gewählt werden, bilden die Spitze der jeweiligen Vereinigungen. Die KVen sind somit korporatistisch hierarchisch gegliederte Verbände mit Monopolstellung, die staatliche Anerkennung besitzen. Auf Bundesebene sind die Landesvereinigungen zur Kassenärztlichen Bundesvereinigung zusammengeschlossen. Die Vertreter der Bundesvereinigung sind wichtige Verhandlungspartner von Krankenkassen und politischen Akteuren.

Eine zweite Art ärztlicher Zwangsverbände sind neben den KVen die Ärztekammern. Die Kammern sind Körperschaften des öffentlichen Rechts und für die berufsrechtliche Vertretung aller Ärzte sowie die Überwachung der ärztlichen Berufsethik zuständig. Politisch sind sie von Bedeutung, weil sie nicht nur die Vertragsärzte, wie bei den Kassenärztlichen Vereinigungen, sondern sämtliche Ärzte als Zwangsmitglieder vertreten. Die BÄK BV ist die Arbeitsgemeinschaft der 17 Landesärztekammern[3]. Sie war hauptsächlich zwischen 1950 und 1977 als Dachorganisation ein wichtiger Vertreter aller Ärzte. Allerdings hat sie durch die Stärkung der Selbstverwaltung an Einfluss gegenüber den dort mächtigen KVen verloren (Bandelow, 1998, S. 82f). Die körperschaftlichen Vereinigungen können, weil sie unter staatlicher Aufsicht stehen, nicht als klassische Verbände gesehen werden, die die ursprünglichen Interessen der Ärzteschaft vertreten. Sie handeln in Kooperation mit dem Staat und den Krankenkassen (Bandelow, 2004). Viele Mediziner meinen deswegen, dass die körperschaftlichen Vereinigungen eher staatliche Interessen als ihre vertreten würden (Bandelow, 1998, S. 86).

Es existieren auch Interessenverbände, deren Mitgliedschaft freiwillig ist und somit nicht dem Zwang unterliegt. Der 1947 gegründete Marburger Bund ist einer von ihnen und setzt sich für Interessen der Krankenhausärzte ein. Der Verband hat von allen freien Ärzteverbänden die meisten Mitglieder (75.000). Der mächtigste freie Verband ist der Hartmannbund. Er besteht seit

---

3   In Nordrhein-Westfalen existieren mit den Landesärztekammern Nordrhein und Westfalen-Lippe zwei Kammern. Dadurch gibt es mehr Kammern als Bundesländer.

über 100 Jahren und hat 60.000 Mitglieder (FAZ, 2002). Vertreter aus dem Verband sitzen in den Kassenärztlichen Vereinigungen, was die Bedeutung des Verbandes zeigt. Es gibt zusätzlich noch eine Reihe weiterer freier Ärzteverbände, die miteinander um Mitglieder konkurrieren. Für die Zahnärzte ist der Freie Verband Deutscher Zahnärzte (FVDZ) der wichtigste und größte Zusammenschluss ohne Zwangsmitgliedschaft (Bandelow, 1998, S. 86).

Ein Merkmal der Organisationsstruktur der Ärzteverbände ist, dass die jeweiligen Mitglieder in Vorständen und Präsidien auch Mitglieder in anderen Ärzteverbänden oder -kammern sind. Auf Grund dessen sind die verschiedenen Ärzteorganisationen eng miteinander verknüpft und stehen in intensivem Austausch über politische Themen (Heinemann, 2006, S. 161f). Durch die Vertretung der Ärzteschaft in freien Verbänden und Körperschaften sind Ärzte doppelt vertreten. Dadurch haben sie starken Einfluss auf politische Entscheidungsträger im Gesundheitswesen. Freie Verbände existieren für jede Facharztgruppe, fordern radikale Maßnahmen und nehmen extreme Positionen ein, da sie einen relativ kleinen Mitgliedskreis mit sehr homogenen Interessen haben. Die Körperschaften der Ärzte vertreten allgemeine Interessen aller Ärzte und fordern die Übernahme staatlicher Aufgaben. Durch diese Doppelstrategie kam es vor den 90er Jahren kaum zu Einschnitten, welche den Ärzten zum Nachteil wurden. Erst im Laufe der 90er Jahre führten verschiedene Entwicklungen, wie die Folgen der Kostendämpfungsmaßnahmen und die Verteilungskonflikte zwischen Medizinern dazu, dass die Ärzteschaft geschwächt wurde (Gerlinger, 2009, S. 41 und Hassenteufel, 1997). Es entstanden Sonderinteressen einzelner Facharztgruppen. Dadurch gewannen neue freie Ärzteverbände an Bedeutung. Diese vertreten jeweils Einzelinteressen spezieller Facharztgruppen. Des Weiteren forderten Mitte der 90er Jahre Ärzte die Spaltung der KBV. Dies geschah, weil sich Fachärzte und Hausärzte um Vergütungsanteile und Prestige stritten (Rosenbrock / Gerlinger, 2004, S. 133). Seit Anfang 2000 schwächt die Ärzteschaft auch die Tatsache, dass die Machtressource der KVen, »der Sicherstellungsauftrag für die ambulante kassenärztliche Versorgung, durch Ausnahmeregelungen gelockert und zunehmend ganz in Frage gestellt« wird (Bandelow, 2004, S. 52).

In den letzten Jahren ist zudem die Anzahl der niedergelassenen Ärzte in Deutschland, vor allem in ländlichen Regionen, zurückgegangen, was die Kassenärzte und ihre Kammern und Verbände schwächt. Es wird erwartet, dass dieser Trend anhalten wird. Der 108. Deutsche Ärztetag zählt hierfür als Gründe die schlechten Arbeitsbedingungen, die unangemessenen ökonomischen Vorgaben, den wachsenden Rechtfertigungsdruck für ärztliche Leistungen, die steigende Fremdbestimmung, die unzulänglichen Vergütungen und sinkende öffentliche Anerkennung auf (Ärzte Zeitung, 04.01.2010 und Ärzteblatt, 07.04.2006 und Ärzteblatt, 06.05.2005). Zusätzlich sitzen in der Bundesärztekammer an der Spitze vermehrt Krankenhausärzte und Funktionäre des Marburger Bundes, dem Verband für angestellte und verbeamtete Ärzte und Ärztinnen Deutschlands. Der derzeitige (seit 2011) Präsident der Bundesärztekammer Dr. med. Frank Ulrich Montgomery war ursprünglich Oberarzt am Universitätsklinikum Hamburg-Eppendorf und ist seit 1983 Vorsitzender des Marburger Bundes in Hamburg. Ähnliches gilt für die Vizepräsidentin Dr. med. Martina Wenker, die Krankenhausärztin war und nun im Vorstand des Marburger Bundes ist. 16 weitere Mitglieder des Vorstandes der Bundesärztekammer sind Krankenhausärzte. Lediglich zwei Kassenärzte, der Landarzt aus Pfaffenhausen Dr. med Max Kaplan und die Fachärztin für Hals-Nasen-Ohrenheilkunde Dr. Ellen Lundershausen aus Dingelstädt/Eichsfeld, sitzen im Vorstand der Bundesärztekammer. Ähnliches trifft für die Landeskammern zu. Der Einfluss der Kassenärzte sinkt demnach (Bundesärztekammer, 2011).

9.1.2 Krankenhausträger

9.1.2.1 Bedeutung

Zu den bedeutenden Leistungserbringern im deutschen Gesundheitswesen, zählen neben den Ärzten die Träger der Krankenhäuser. Sie koordinieren die Belegung der Krankenhäuser, stellen Klinikärzte ein und entscheiden wie viele und welche Medikamente, medizinische Geräte und Therapien sie in den Krankenhäusern zur Verfügung stellen. Somit entscheiden sie über einen Großteil der Ausgaben im Gesundheitswesen.

Drei Viertel aller Krankenhäuser sind öffentlich oder freigemeinnützig und verfügen als »große Komplettkliniken über 90 % des Bettenangebots«. Deshalb haben die öffentlichen Krankenhäuser bislang mehr Bedeutung als die Privaten. Allerdings heben private Krankenhäuser seit den 90er Jahren vermehrt ihre bisherigen Spezialisierungen auf und gewinnen zunehmend an Bedeutung (Bandelow, 2004, S. 53).

9.1.2.2 Ziele

Krankenhausträger setzen sich gemeinsam für die Sicherung der Krankenhausfinanzierung ein. Oft haben sie dabei andere Interessen als niedergelassene Mediziner, was zu Konflikten führt. Unterschiedliche Meinungen haben die beiden Gruppen zum Beispiel bei »der Frage der Beteiligung von Krankenhäusern an der fachärztlichen Versorgung« (Bandelow, 2004, S. 53). Krankenhausträger haben sich zudem als Ziel gesetzt zu verhindern, dass sie wie die KVen zu Körperschaften werden (Bandelow, 1998, S. 92). Differenzierte Interessen vertreten Krankenhäuser untereinander dann, wenn die Meinungen öffentlicher, meist kommunaler, denen der freigemeinnützigen und privaten Krankenhäuser gegenüber stehen (Bandelow, 2004, S. 53).

9.1.2.3 Organisation

Öffentliche, freigemeinnützige sowie private Krankenhäuser sind in Verbänden organisiert. Dabei existieren für jede der drei Trägerarten eigene Verbände. Zusätzlich gibt es auf Landesebene privatrechtliche Verbände, die Landeskrankenhausgesellschaften. Diese Verbände vertreten die gemeinsamen Interessen der öffentlichen, freigemeinnützigen und privaten Krankenhäuser. Selbiges macht die seit 1949 tätige Deutsche Krankenhausgesellschaft (DKG) auf Bundesebene (Bandelow, 2004, S. 53). Die Ziele der verschiedenen Trägerschaften der Krankenhäuser sind oft sehr heterogen. Das macht eine effektive Organisation der Interessenvertretung für sie schwer. Deshalb gelten die Krankenhausträger eher als schwache Lobbyisten, im Gegensatz zu Leistungserbringern, wie Ärzten. Auch die Krankenhausträger selbst schätzen ihre Möglichkeit, in Verhandlungen mit Krankenkassen weitere Kürzungen im stationären Bereich zu verhindern, als gering ein. Trotz ihrer Schwächen in der Interessenvertretung ist die DKG seit 1997 stärker in die Strukturen der Selbstverwaltung eingeschlossen worden als zuvor (Bandelow, 1998, S. 92).

9.1.3 Apotheker

9.1.3.1 Bedeutung

Apotheker sind wichtige Akteure im deutschen Gesundheitssystem, da sie das Zwischenglied zwischen Pharmahersteller und Patienten sind. In der Regel geben Apotheker meistens in Einzelhandelsapotheken die Medikamente aus, die Ärzte verschreiben. Allerdings gibt es auch nicht-rezeptpflichtige Medikamente bei deren Ausgabe Apotheker Steuerungsspielraum haben. Sie können entscheiden, welche dieser Medikamente sie erwerben und verkau-

9. Akteure im Gesundheitswesen

fen. Ca. 86 Prozent des Arzneimittelabsatzes in Deutschland erfolgt über Apotheken. Es praktizieren ca. 40.000 Apotheker in Deutschland. In der Bundesrepublik gibt es im Gegensatz zu vielen anderen EU-Ländern keine Niederlassungsbeschränkung für Apotheker. Deshalb existiert eine recht große Anzahl an Apotheken und Apothekern. In Großbritannien gibt es beispielsweise nur 12.000 Apotheken was etwas mehr als dem Durchschnitt der Apotheken der einzelnen EU-Staaten entspricht. Durch die hohe Apothekerdichte haben Apothekenverbände viele personelle Ressourcen und somit mehr Macht im politischen Entscheidungsprozess. Die deutschen Apotheker sind für ihr großes Beharrungsvermögen bekannt (Heinemann, 2006, S. 165).

9.1.3.2 Ziele

Apotheker vertreten ähnliche Interessen wie Ärzte. Sie fordern hohe Einkünfte und den Erhalt aller Privilegien von Freiberuflern. Des Weiteren gehört zu ihren Zielen in Gremien der Selbstverwaltung mitentscheiden zu können. Sie setzen sich dafür ein, dass sie genauso wie Ärzte in gesundheitspolitische Verhandlungen einbezogen werden (Heinemann, 2006, S. 165). Bislang sind sie allerdings weniger in gesundheitspolitische Verhandlungen eingebunden, als Ärzte- und Krankenhausvertreter (Bandelow, 2004, S. 53).

9.1.3.3 Organisation

Apotheker in Deutschland sind ähnlich organisiert wie niedergelassene Ärzte. Apotheker haben berufsständische wirtschaftliche Körperschaften welche denselben Stellenwert haben, wie die KVen für die Ärzte (Bandelow, 2004, S. 53). Alle praktizierenden Apotheker sind Pflichtmitglieder in ihrer jeweiligen Landesapothekenkammer. Insgesamt existieren in Deutschland 17 Landesapothekenkammern[4] (siehe Abbildung 6: Interessenvertretung der Apotheker). Da die Landesapothekenkammern der Bundesapothekenkammer (BAK) und der Bundesvereinigung der Apothekenverbände (ABDA) untergeordnet ist, sind die Apotheker auch dort Pflichtmitglieder. Dem ABDA unterliegen auch der Deutsche Apothekenverband (DAV) und die Landesapothekervereine und -verbände. Die Mitgliedschaft in einem der 17 Landesapothekervereine ist freiwillig. Jeder Apotheker der sich für eine Mitgliedschaft

---

4   Auch bei den Landesapothekerkammern existieren in Nordrhein-Westfalen zwei Kammern (analog zu den Landesärztekammern).

dort entscheidet, ist Pflichtmitglied im DAV. Die ABDA ist die Dachorganisation aller körperschaftlichen und freien Apothekerzusammenschlüsse (Engelke, 2009, S. 166). Sie ist aber lediglich bei einigen wenigen gesundheitspolitischen Fragen an politischen Entscheidungen beteiligt (Bandelow, 2004, S. 53).

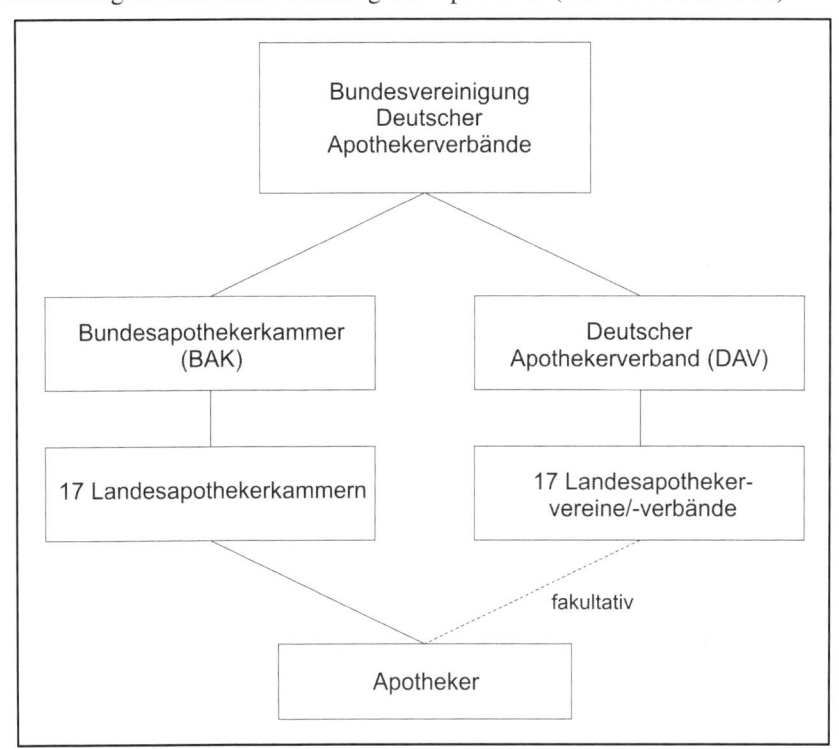

Abbildung 6: Interessenvertretung der Apotheker (Stand Februar 2014)

```
                    Bundesvereinigung
                    Deutscher
                    Apothekerverbände
                   /                \
                  /                  \
       Bundesapothekerkammer      Deutscher
            (BAK)                 Apothekerverband (DAV)
              |                        |
       17 Landesapothekerkammern   17 Landesapotheker-
                                   vereine/-verbände
                                        :
                                        : fakultativ
                    Apotheker
```

Quelle: In Anlehung an Engelke, 2009, S. 166

9.1.4 Pharmaindustrie

9.1.4.1 Bedeutung

Zentraler Akteur in der Gesundheitspolitik ist die Pharmaindustrie, auch wenn sie kein Bestandteil des gesundheitspolitischen Verhandlungssystems ist. Pharmaverbände sind nicht in die Selbstverwaltungsorgane der gesetzlichen Krankenversicherung eingebunden und haben so nur geringe Chancen,

9. Akteure im Gesundheitswesen

die Implementierung gesetzlicher Vorschriften durch Kassen- und Ärzteverbände zu beeinflussen. Allerdings stehen den Verbänden der Pharmafirmen starke Einflussmöglichkeiten bei der Gesetzgebung zur Verfügung. Das liegt an ihren finanziellen und personellen Ressourcen. Pharmafirmen gelten als finanzkräftige Lobbyisten, können zum Beispiel viel Kapital für Lobbyarbeit gegenüber Politikern und Beamten ausgeben und haben deshalb Einfluss auf politische Entscheidungen (Bandelow, 2004, S. 53 und Heinemann, 2006, S. 171f). Die Pharmaindustrie in Deutschland ist im Gegensatz zu der in anderen europäischen Ländern fragmentierter. Zu den größten in Deutschland ansässigen Pharmaunternehmen gehören Boehringer Ingelheim, Schering, Altana, Merck, Schwarz Pharma, Hexal, Ratiopharm und Bayer. Insgesamt gibt es ca. 1.200 registrierte Arzneimittelhersteller in Deutschland. Obwohl sich unter den zehn umsatzstärksten Pharmaunternehmen Deutschlands nur drei deutsche Firmen befinden, zeigt die hohe Anzahl der Hersteller, dass die produzierende Branche hierzulande sehr groß ist. Auf Grund der Vielzahl produzierender Firmen in Deutschland, hat die Pharmabranche reichlich personelle Ressourcen (Heinemann, 2006, S. 174f).

Des Weiteren verfügt die Pharmaindustrie im Gegensatz zur Industrie anderer Branchen über Selbstregulierungskompetenzen. Auf Grund dieser Befugnisse überzeugen sie politische Entscheidungsträger immer wieder von der Überflüssigkeit staatlicher Regeln (Heinemann, 2006, S. 171f). Wissenschaftler, wie Feick (2000) beobachten, dass die Pharmaindustrie ständig in politische Diskussionen eingebunden wird. Die nationale Politik ist daran interessiert, dass durch die Pharmaforschung neue Innovations- und Wachstumsimpulse gesetzt werden, was für das Bruttoinlandsprodukt und die Außenhandelsbilanz positiv ist. Vor allem gegenüber anderen Staaten will Deutschland Vorreiter sein. Außerdem stellt die Pharmaindustrie viele Arbeitsplätze zur Verfügung, weshalb Politiker Abwanderungen der Unternehmen der Branche in andere Länder entgegen wirken. Auf Grund dessen ist die Pharmaindustrie im Vergleich zu anderen Gruppen stark in den politischen Entscheidungsprozess eingebunden und damit ein bedeutender Lobbyist im Gesundheitswesen (Feick, 2000).

9.1.4.2 Ziele

Auf den einzelnen Homepages der Pharmaverbände ist ersichtlich, dass sich die Branche einig ist, was ihre Ziele betrifft. Insgesamt ist die deutsche Pharmaindustrie für ein Gesundheitssystem, in dem Wettbewerb gesetzlich gesichert ist. Sie fordert Verbesserungen der Markteintrittschancen, bessere

Bedingungen für eine kostengünstige Produktion und Forschung, sowie stabilere gesetzliche Grundlagen und kalkulierbare Rahmenbedingungen im Markt der gesetzlichen Krankenversicherung. Das Feld ihrer Interessenvertretung reicht über Krankenversicherungspolitik, Arzneimittelrecht, Patentrecht und Genehmigung von Produktionsanlagen. Interessenskonflikte entstehen innerhalb der Pharmabranche zwischen forschenden und nicht-forschenden, sowie zwischen kleinen und großen Unternehmen.

9.1.4.3 Organisation

Die Konflikte zwischen forschenden und nicht-forschenden Pharmaunternehmen und die Kostendämpfung seit den 90ern haben dazu geführt, dass interne Verteilungskämpfe stärker wurden und weitere unterschiedliche Verbände gegründet wurden. Bis 1994 war der Bundesverband der Pharmazeutischen Industrie (BPI) der hauptsächliche Vertreter der Interessen der Pharmaindustrie. 1994 kam es zu einem Bruch innerhalb des Verbandes (Heinemann, 2006, S. 171). Seither sind im BPI 240 kleinere und mittlere Unternehmen, hauptsächlich Generikaproduzenten, repräsentiert (BPI, 2014 und siehe Abbildung 7: Interessenvertretung der Pharmaindustrie). Die großen multinationalen forschenden Arzneimittelhersteller werden seit 1994 vom abgespaltenen Verband Forschender Arzneimittelhersteller (VFA) vertreten. Im VFA sind derzeit 45 forschende Unternehmen Mitglied (VFA, 2014). Diese stellen 70 % der verschreibungspflichtigen deutschen Arzneimittel her. Außerdem übernehmen sie ca. 90 % der Forschungsinvestitionen. Zusätzlich gibt es seit 1954 den Bundesverband der Arzneimittel-Hersteller (BAH), der 327 Produzenten verschreibungsfreier Mittel vertritt (BAH, 2014). Ein weiterer großer Verband ist Pro Generika mit 16 bzw. 20 (einschließlich sonstigen Mitgliedern) Mitgliedsunternehmen (Pro Generika, 2014). Die Mitgliedsfirmen des Verbands sind hauptsächlich Generikahersteller (Bandelow, 2004, S. 54 und Engelke, 2009, S. 108 und Heinemann, 2006, S. 171). Bis Ende 2012 existierte ein weiterer Verband für Generikahersteller, der Deutsche Generikaverband (Apotheke-Aktuell, 2012)

9. Akteure im Gesundheitswesen

Abbildung 7: Interessenvertretung der Pharmaindustrie (Stand Februar 2014)

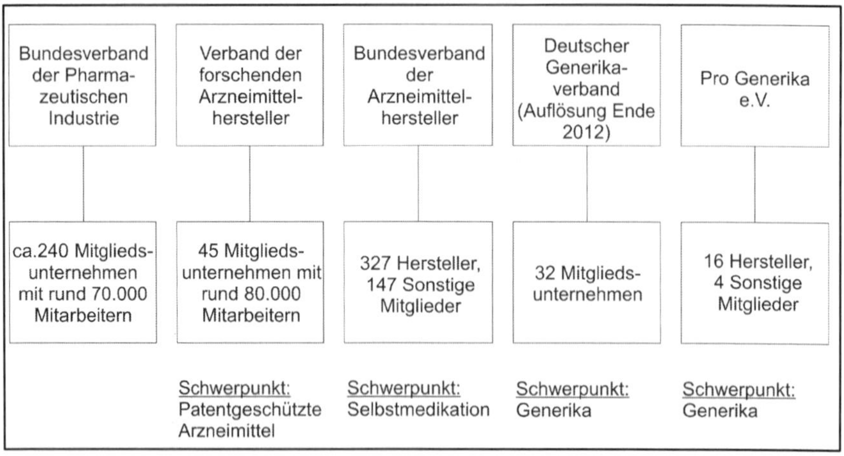

Bundesverband der Pharmazeutischen Industrie	Verband der forschenden Arzneimittelhersteller	Bundesverband der Arzneimittelhersteller	Deutscher Generikaverband (Auflösung Ende 2012)	Pro Generika e.V.
ca. 240 Mitgliedsunternehmen mit rund 70.000 Mitarbeitern	45 Mitgliedsunternehmen mit rund 80.000 Mitarbeitern	327 Hersteller, 147 Sonstige Mitglieder	32 Mitgliedsunternehmen	16 Hersteller, 4 Sonstige Mitglieder
	Schwerpunkt: Patentgeschützte Arzneimittel	Schwerpunkt: Selbstmedikation	Schwerpunkt: Generika	Schwerpunkt: Generika

Quelle: In Anlehnung an Engelke, 2009, S. 108

Die unterschiedlichen Interessen der einzelnen Pharmahersteller »und die Fragmentierung hat die Bargaining-Kapazitäten der deutschen Industrie in der Vergangenheit reduziert« (Heinemann, 2006, S. 171). Die Zulassung neuer Arzneimittel verlagert sich zunehmend auf EU-Ebene, weshalb nationaler Lobbyismus an Bedeutung verliert. Deshalb kommt es zu einer Pluralisierung der Interessen der Unternehmen. Diese werden seit den 90er Jahren vermehrt von Großunternehmen selbst vertreten. Die Vertretung der Pharmainteressen kann deshalb auch als pluralistisch beschrieben werden (Bandelow, 2004, S. 54). Einzelne Pharmaunternehmen engagieren gezielt Personen, die für sie politische Entscheidungsträger beeinflussen oder Herstellerprodukte Verbrauchern oder Leistungserbringern anpreisen sollen. Seit den 90er Jahren werden immer mehr Agenturen und Unternehmensberatungen beauftragt, die dezentral Lobbying für die Industrie betreiben (Martiny, 2006, S. 227). Umfragen haben ergeben, dass die Mitglieder von Pharmaverbänden unzufriedener sind als noch vor einigen Jahren. Deshalb beauftragen sie vermehrt Public Affairs Agenturen und Rechtsanwaltskanzleien. Als Gründe geben Pharmaunternehmen dafür an, dass die Agenturen und Kanzleien mehr persönliche Kontakte und vielfältiges Detailwissen haben. Sie sind flexibler und können zudem auf Zeit und von jedem beauftragt werden (Maus, 2000).

Des Weiteren setzen Pharmahersteller vermehrt Fachvertreter – auch Pharmavertreter genannt – ein, die Lobbyarbeit für die Hersteller gegenüber der Wissenschaft, Leistungserbringern etc. betreiben. Diese agieren als eigenständige Unternehmer. Pharmavertreter sind deshalb besonders nützlich einsetzbar für Pharmafirmen, da sie bei »fragwürdigen Angeboten ihrer Herstellerfirmen an Multiplikatoren in Krankenhäusern und an Fakultäten nicht leicht belangt werden: Im Zweifelsfall waren sie nicht informiert« (Martiny, 2006, S. 225). So kann der Nutzen von Medikamenten und Therapien leicht von Vertretern gegenüber Dritten als höher eingeschätzt werden, als er eigentlich ist.

Es ist zu beobachten, dass die Pharmaindustrie nach einer Innovationsstagnation in den 70er Jahren kontinuierlich kosteneffizienter, wettbewerblicher und besser organisierter wurde. Höhere Entwicklungskosten, die Dynamik in der Genforschung, steigende Anforderungen an Marktzulassungen und politische Kostendämpfung sowie steigende internationale Konkurrenz haben zwar zu Aufkäufen und Fusionen geführt, allerdings sind die übrig gebliebenen deutschen Unternehmen dadurch gestärkt worden. Interessant ist diese Entwicklung, da große Unternehmen an Stärke gewonnen haben, während kleine und mittlere Firmen mit großen kooperieren müssen, um politischen Druck aufzubauen oder sich auf kleine Nischenmärkte beschränken, die in der politischen Diskussion auf Grund ihrer geringen Größe und der damit einhergehenden niedrigen Relevanz weniger beachtet werden. Da die großen Unternehmen auf internationalen Märkten mit Niederlassungen und Kooperationspartnern vertreten sind, können sie leichter auf nationale Gesetzesänderungen reagieren. Außerdem verfügen Großunternehmen über finanzielle Ressourcen für Investitionen im Land, zahlen hohe Steuern, vergeben viele Arbeitsplätze, und haben deshalb die Möglichkeit durch Drohungen politische Entscheidungsträger zu beeinflussen. Großunternehmen haben auf Grund von Fusionen kaum mehr Konkurrenz im politischen Prozess und sind gleichzeitig über Verbände sehr verflechtet, was die Kooperation mit Politikern und Beamten erleichtert (Kotzian, 2003, S. 38 und Heinemann, 2006, S. 174f).

Die nationalen Pharmaunternehmen werden von ausländischen Firmen, die in Deutschland produzieren oder verkaufen, unterstützt. Diese haben ähnliche Interessen, wie schnelle Zulassungsverfahren für Medikamente. Durch die Zusammenarbeit können inländische und ausländische Unternehmen mehr personelle und finanzielle Ressourcen generieren (Shechter, 1998, S. 56 und Greenwood, 1995).

9. Akteure im Gesundheitswesen

9.2 Krankenkassen

9.2.1 Bedeutung

Die gesetzlichen Krankenkassen und ihre Vertreter sind wichtige Akteure im Gesundheitswesen, da sie hauptsächlicher Träger der Kosten des Gesundheitswesens sind. Sie und ihre Verbände sind im Gegensatz zu anderen Kostenträgern wie öffentliche und private Haushalte, Renten-, Pflege- und Unfallversicherungen sowie private Krankenversicherungen, in alle bedeutenden politischen Entscheidungen im Gesundheitswesen involviert (Bandelow, 2004).

9.2.2 Ziele

Ein Ziel der gesetzlichen Krankenkassen ist eine möglichst günstige Bereitstellung von Behandlungen und Medikamenten. Die Kassen setzen sich im politischen Prozess für strukturelle Reformen im Gesundheitswesen ein. Diese sind oft zum Nachteil von Krankenhäusern, Ärzten und Pharmaindustrie, da sie deren Einnahmen mindern und damit Kosten des Gesundheitswesens senken sollen. Die Kassen fordern schärfere Kosten- und Qualitätskontrolle der Ärzte und Krankenhausmitarbeiter. Diese haben sie im Laufe der 90er Jahre auch erwirken können (Bandelow, 2004, S. 56). Ein weiteres Ziel der Kassen war und ist die Lockerung des Sicherstellungsauftrags. Auch diese Forderung konnten sie seit den 90ern im politischen Prozess vermehrt durchsetzen. Auf Grund der bislang erwirkten Lockerungen können die Kassen verschiedenartige Einzelverträge mit Leistungsanbietern abschließen (Bandelow, 2004).

9.2.3 Organisationen

Im deutschen Gesundheitswesen gibt es acht Kassenarten. Diese sind die Allgemeinen Ortskrankenkassen, Betriebskrankenkassen, Innungskrankenkassen, Angestellten-Ersatzkassen, Arbeiter-Ersatzkassen, Landwirtschaftliche Krankenkassen, Seekrankenkasse und die Bundesknappschaft. Bis Ende 1993 fanden kaum Ausgleichszahlungen zwischen den Kassenarten statt. Auf Grund dessen hatten die einzelnen Kassenarten mit ihren unterschiedlichen Versichertengruppen sehr unterschiedlich hohes Kapital zur Verfügung. Bis Ende 1996 hatten Versicherte kaum die Möglichkeit frei zu wählen, bei welcher der Kassenarten sie sich versichern möchten (Bandelow, 2004). Seit 1997 hat ein Großteil der Versicherten die Wahl zwischen einer Mitgliedschaft bei einer sogenannten Primärkasse, also Orts-, Betriebs- und Innungskrankenkasse, und einer Ersatzkasse. Trotz dessen vertritt jeweils ein eigener Verband die Interessen der Kassen einer Kassenart. Jeder Dachverband einer Kassenart hat unterschiedliche Strukturen (Sozialgesetzbuch).

Für die Primärkassenverbände existieren jeweils eigene Landesverbände, sowie jeweils ein Verband auf Bundesebene, welche Körperschaften öffentlichen Rechts sind. Ihr Aufbau ist gesetzlich vorgeschrieben. Vor 1996 hatte jede Kasse im Rahmen der Selbstverwaltung eine Vertreterversammlung, die aus Vertretern der Arbeitgeber und Vertretern der Versicherten bestand. In den Kassenverbänden vertraten hauptsächlich Vertreter der Gewerkschaften und der Arbeitgeberverbände die Interessen der Kassen, da die Vertreter der Versicherten in Sozialwahlen ohne formalen Wahlakt ernannt wurden. Dies änderte sich 1996. Seither vertritt ein Verwaltungsrat Versicherte und Arbeitgeber. Die Verwaltungsräte der einzelnen Kassen ernennen die Verwaltungsräte der Kassenverbände ihrer Landes- und Bundesverbände. Die Verwaltungsräte der Landes- und Bundesverbände sind dafür zuständig hauptamtliche Vorstände zu bestellen. Der Verwaltungsrat einer Kasse, der dem Aufsichtsrat von Aktiengesellschaften ähnelt, ernennt und kontrolliert den hauptamtlichen Kassenvorstand (Beyer / Werner, 2002 und Bandelow, 2004).

Anders ist die Zusammensetzung der Verwaltungsräte der Ersatzkassen. Hier sitzen keine Vertreter der Arbeitgeber in den Verwaltungsräten. Außerdem sind die Ersatzkassen nicht in Landesverbänden, sondern in privatrechtlichen Vereinen bundesweit organisiert. Es existiert bei den Ersatzkassen statt einem Landesvorstand eine Landesgeschäftsstelle, die von der Ersatzkasse mit den meisten Mitgliedern geführt wird. Im SGB XI ist festgelegt, dass alle Krankenkassenverbände gleichzeitig auch Verbände der sozialen Pflegeversicherung sind (Beyer / Werner, 2002 und Bandelow, 2004).

Zusätzlich zu den divergent organisierten Strukturen der Primär- und Ersatzkassen gibt es auf Bundesebene seit Juli 2008 eine gemeinsame Arbeitsgemeinschaft der Dachverbände der Krankenkassen, den GKV Spitzenverband (siehe Abbildung 8: Interessenvertretung der Krankenkassen). Er setzt sich aus den Dachverbänden aller Kassenarten zusammen. Der GKV Spitzenverband übernimmt zentralisiert die gesetzlichen Aufgaben der bisherigen Spitzenverbände der Krankenkassen. Diese sind der AOK Bundesverband, der BKK Dachverband, der IKK Bundesverband, der Verband der Ersatzkassen e. V. (vdek), der Spitzenverband der landwirtschaftlichen Sozialversicherung und die Knappschaft Bahn-See. Vor 2008 hatten die einzelnen Spitzen-

9. Akteure im Gesundheitswesen

verbände die gesetzlichen Aufgaben, die jetzt der GKV Spitzenverband übernimmt, selbst ausgeführt und einheitlich erledigt (Stackelberg / Weller, 2008, S. 182 und Engelke, 2009, S. 215).

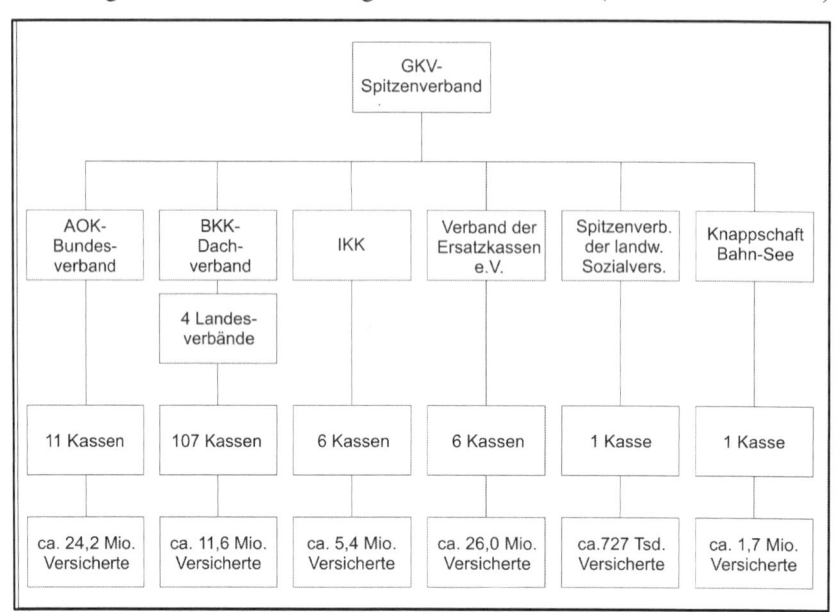

Abbildung 8: Interessenvertretung der Krankenkassen (Stand Februar 2014)

	GKV-Spitzenverband					
AOK-Bundesverband	BKK-Dachverband	IKK	Verband der Ersatzkassen e.V.	Spitzenverb. der landw. Sozialvers.	Knappschaft Bahn-See	
	4 Landesverbände					
11 Kassen	107 Kassen	6 Kassen	6 Kassen	1 Kasse	1 Kasse	
ca. 24,2 Mio. Versicherte	ca. 11,6 Mio. Versicherte	ca. 5,4 Mio. Versicherte	ca. 26,0 Mio. Versicherte	ca.727 Tsd. Versicherte	ca. 1,7 Mio. Versicherte	

Quelle: In Anlehnung an Engelke, 2009, S. 215

Die Verhandlungen der Krankenkassen laufen häufig abseits des politischen Geschehens ab. Sie handeln Preise für Leistungen jeweils einzeln mit der Pharmaindustrie, Kassenärztlichen Vereinigungen oder Krankenhausgesellschaften aus. Der einen Krankenkasse ist dadurch wenig bekannt, was die andere macht. Diese Tatsache schwächt die Kassen im politischen Prozess. Auf dieser Ebene arbeiten sie einzeln und weniger verbandlich. Ansonsten bringen Sie ihre Interessen durch die Organisation in den genannten Verbänden in das politische Geschehen ein.

Die Zahl der Krankenkassen in Deutschland ist wegen Zusammenschlüssen auf Grund von steigendem Wettbewerb zwischen den Kassen gesunken. Waren es 1990 noch 1.147, gab es 2000 nur noch 420 und 2010 169 Krankenkassen (GKV, 2011). Das positive Resultat daraus ist, dass sich politische Interessen der Kassen durch die gesunkene Zahl leichter koordinieren lassen. Auch die interne Vermittlung von Information zwischen Verbänden und

Kassen ist einfacher und schneller geworden. Die Struktur der Kassenverbände entspricht der korporatistischen Vorstellung. Nicht dem korporatistischen Model entspricht dagegen die Zusammenstellung einzelner Kassen. In den Primärkassen sitzen Arbeitgebervertreter, welche sich für niedrige Lohnnebenkosten einsetzen. Des Weiteren sind in Kassenverbänden auch Gewerkschaften repräsentiert. Diese treten für eine qualitativ hochwertige ärztliche Versorgung und nicht nur für niedrige Beiträge ein. Gewerkschaftvertreter setzen sich nicht nur für Versicherte ein, sondern vertreten auch die Interessen von Krankenschwestern, Masseuren und anderen Gesundheitsberufen. Sie sind demzufolge tendenziell für höhere Gesundheitsausgaben. Die gebildeten Organisationen repräsentieren also nicht im korporatistischen Sinn einheitlich die Interessen ihrer Mitglieder gegenüber den staatlichen Entscheidungsträgern und der Öffentlichkeit (Bandelow, 2004, S. 56 und Heinemann, 2006, S. 164f).

»Durch die Angleichung der Rahmenbedingungen der Kassenarten, den Rückgang der Kassenzahlen und die politische Stärkung der Kassenkompetenzen« sind die Kassen seit den 90ern zu einem immer stärker werdenden Lobbyisten im Gesundheitswesen geworden (Bandelow, 2004, S. 56). Die Kassenfunktionäre der einzelnen Kassen arbeiten tendenziell mehr zusammen als noch vor den 90ern und konnten ihren Einfluss auf politische Entscheidungsträger ausbauen.

9.3 Patienten und Verbraucher

9.3.1 Bedeutung

Patienten und Verbraucher sind im Gesundheitswesen von Bedeutung, da sie die zahlenmäßig größte Interessengruppe im Gesundheitswesen darstellen. Politische Entscheidungsträger können viele Wählerstimmen generieren, wenn sie Interessen der Patienten und Verbraucher durchsetzen (Bandelow, 2004). Im Vergleich zu Leistungserbringern und Krankenkassen sind Vertreterorganisationen von Patienten politisch jedoch weniger einflussreich. Die Interessen der Patienten und Versicherten können sich schlecht organisieren, weil sie eine zu große Gruppe sind und den Gesamtteil der deutschen Bevölkerung umfassen. Deshalb ist es für den einzelnen Versicherten auch nicht lohnenswert, in einen Verband einzutreten und dafür Beiträge zu leisten. Die Politikwissenschaft zeigt, dass es in dieser Situation individuell rational ist, sich auf den Einsatz anderer zu verlassen. Olson (2004) bezeichnet dieses Verhalten von Patienten als »Trittbrettfahrerproblem«. Es ist für Patienten-

9. Akteure im Gesundheitswesen

und Verbraucherverbände auch deshalb schwer ein starker Lobbyist im Gesundheitswesen zu sein, weil sie viele heterogene Interessen vertreten müssen. Jeder Patient hat andere Krankheiten und deshalb unterschiedliche Bedürfnisse. Zusätzlich mangelt es ihnen an Konfliktfähigkeit. Sie können zum Beispiel nicht durch Streiks Leistungsdruck auf staatliche oder wirtschaftliche Akteure ausüben. Deshalb sind Patientenverbände seit mehreren Jahrzehnten eher schwache Interessenvertreter im politischen Entscheidungsprozess (Offe, 1972 und Bandelow, 1998, S. 235ff).

Die verschiedenen Ursachen für die Schwäche der Patienten- und Verbraucherverbände haben sich seit den 90er Jahren nur gering verändert. Dennoch gibt es derzeit Tendenzen für eine größere Interessenberücksichtigung von Patienten und Verbrauchern im Gesundheitswesen seitens der Politik. Vertreter von Patienten werden seit den 90ern mehr in gesundheitspolitische Entscheidungen einbezogen. Sie sind seit Januar 2004 Mitglied im G-BA. Allerdings haben die Patientenverbände nur beratende Funktionen und keine Mitentscheidungsrechte (Heberlein, 2005). Immer mehr Verbände von Patienten werden von staatlicher Seite finanziell unterstützt. Zu diesen zählt zum Beispiel das Weibernetz, eine Interessenvertretung behinderter Frauen. Staatliche Akteure setzen sich zunehmend für die Vertretung von Patienten- und Verbraucherinteressen im Gesundheitswesen ein. Dadurch gewinnt die diese Interessen vertretende Lobbygruppe an Bedeutung (Bandelow, 2004, S. 57).

9.3.2 Ziele

Vertreter von Patienten und Verbrauchern setzen sich für Präventionsmaßnahmen sowie für eine qualitativ hochwertige und gleichzeitig kostengünstige Versorgung ein (Bandelow 2004). Es existieren allerdings unterschiedliche inhaltliche Interessen zwischen Patientenorganisationen und Verbraucherverbänden. Zum Beispiel bewerten sie evidenzbasierte Richtlinien der Medizin unterschiedlich (Heinemann, 2006, S. 168). In Widerspruch stehen zudem die einzelnen Interessen verschiedener Gewerkschaften, in denen auch Verbraucher vertretenen sind (Rakowitz, 2002). Denn diese vertreten nicht »nur die Interessen von Beschäftigten im Gesundheitswesen, sondern ... (sind) ... auch auf Kassenseite Teil des Verhandlungsnetzwerkes« (Bandelow, 2004, S. 54). Einerseits sind die Gewerkschaften für hohe Ausgaben in medizinischen Einrichtungen, damit die Arbeit von Arbeitnehmern, wie Krankenschwestern, gesichert ist. Andererseits kritisieren sie »Gesundheitseinrichtungen trotz fehlender Berufsnotwendigkeit zu finanzieren« (ver.di, 2002, S. 7).

9.3.3 Organisation

Anfang der 70er Jahre begannen Verbraucher- und Patienten erstmals auf die eher schlechte Vertretung ihrer Bedürfnisse seitens der Leistungserbringer, die hauptsächlich wirtschaftliche Interessen vertreten, zu reagieren. Sie gründeten eigene Vereine. Seither organisieren sie sich ausschließlich in Verbänden (Heinemann, 2006, S. 168).

Seit dem 17.12.2003 gibt es durch das Gesetz zur Modernisierung der Krankenversicherung erstmals das Amt des Patientenbeauftragten, das derzeit von dem Bundestagsabgeordneten der CDU Karl-Josef Laumann ausgeführt wird (Stand Februar 2014; siehe Abbildung 9: Interessenvertretung der Patienten und Verbraucher). Der Amtsinhaber hat die Aufgabe dafür zu sorgen, dass Patienteninteressen im politischen Entscheidungsprozess stärker beachtet werden und die Weiterentwicklung der Patientenrechte gefördert wird. Außerdem ist er dafür zuständig, dass mehr Beteiligungsmöglichkeiten für Patienten im Gesundheitswesen geschaffen werden und hilft den Patienten- und Verbraucherverbänden bei ihrer Organisation und Interessenvertretung (Beauftragter der Bundesregierung für die Belange der Patientinnen und Patienten, 2011).

Zu den wichtigsten Verbraucher- und Patientenverbänden, die der Patientenbeauftragte betreut, gehören der Deutsche Behindertenrat (DBR), die Deutsche Arbeitergemeinschaft Selbsthilfegruppen (DAG-SHG), die Bundesarbeits-Gemeinschaft der Patientinnenstellen (BAGP) und der Verbraucherzentrale Bundesverband (VZBV) (Stand Februar 2014; siehe Abbildung 9: Interessenvertretung der Patienten und Verbraucher). Vertreter der genannten Verbände sind Mitglieder im G-BA. Des Weiteren sind Patienten und Verbraucher in über 100 weiteren Verbänden in Deutschland organisiert. Abbildung 9 zeigt neben den Verbänden, die im G-BA vertreten sind, vier weitere der größten Patienten- und Verbraucherverbände. Die Zahl der Verbände hat seit den 90ern kontinuierlich zugenommen (Engelke, 2009, S. 208).

Alle verbraucherorientierten Verbände in Deutschland sind gemeinsam im VZBV zusammengeschlossen. Der VZBV ist die größte Verbraucherorganisation in Deutschland. Verbraucherinteressen werden zudem durch Gewerkschaften vertreten. Interessen von Versicherten, Krankenpflegern und weiteren Gesundheitsberufen, die hohe Gesundheitsausgaben befürworten, werden durch die Vereinigte Dienstleistungsgewerkschaft (ver.di) vertreten (Geißler, 2004 und Heinemann, 2006, S. 168).

9. Akteure im Gesundheitswesen

Abbildung 9: Interessenvertretung der Patienten und Verbraucher (Stand Februar 2014)

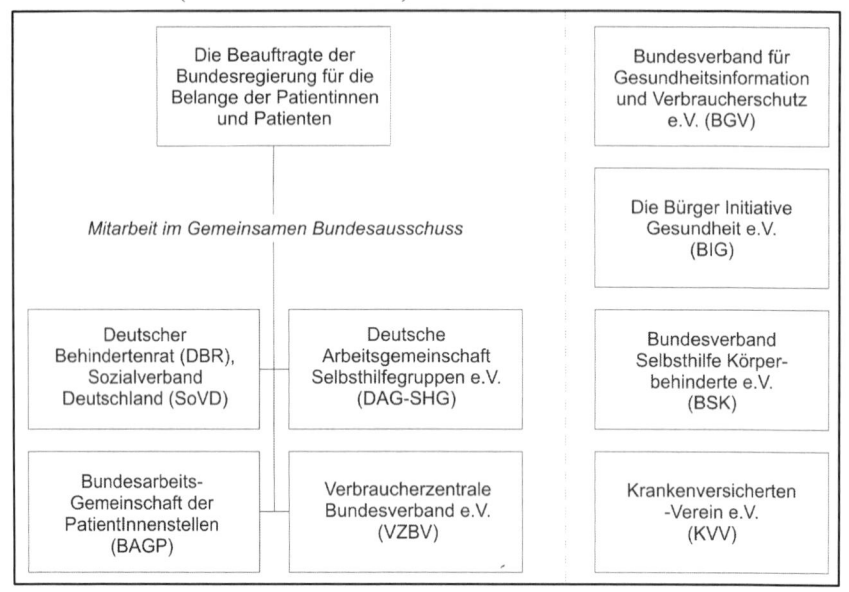

```
┌─────────────────────────────────────────────────────────────────────┐
│   ┌──────────────────────────┐      ┌──────────────────────────┐    │
│   │ Die Beauftragte der      │      │ Bundesverband für        │    │
│   │ Bundesregierung für die  │      │ Gesundheitsinformation   │    │
│   │ Belange der Patientinnen │      │ und Verbraucherschutz    │    │
│   │ und Patienten            │      │ e.V. (BGV)               │    │
│   └──────────────────────────┘      └──────────────────────────┘    │
│                                                                     │
│                                     ┌──────────────────────────┐    │
│                                     │ Die Bürger Initiative    │    │
│      Mitarbeit im Gemeinsamen Bundesausschuss  Gesundheit e.V. │    │
│                                     │        (BIG)             │    │
│                                     └──────────────────────────┘    │
│                                                                     │
│   ┌──────────────┐  ┌──────────────┐  ┌──────────────┐              │
│   │ Deutscher    │  │ Deutsche     │  │ Bundesverband│              │
│   │ Behinderten- │  │ Arbeits-     │  │ Selbsthilfe  │              │
│   │ rat (DBR),   │  │ gemeinschaft │  │ Körper-      │              │
│   │ Sozialverband│  │ Selbsthilfe- │  │ behinderte   │              │
│   │ Deutschland  │  │ gruppen e.V. │  │ e.V. (BSK)   │              │
│   │ (SoVD)       │  │ (DAG-SHG)    │  │              │              │
│   └──────────────┘  └──────────────┘  └──────────────┘              │
│                                                                     │
│   ┌──────────────┐  ┌──────────────┐  ┌──────────────┐              │
│   │ Bundesarbeits│  │ Verbraucher- │  │ Krankenver-  │              │
│   │ Gemeinschaft │  │ zentrale     │  │ sicherten    │              │
│   │ der Patient- │  │ Bundesverband│  │ -Verein e.V. │              │
│   │ Innenstellen │  │ e.V. (VZBV)  │  │ (KVV)        │              │
│   │ (BAGP)       │  │              │  │              │              │
│   └──────────────┘  └──────────────┘  └──────────────┘              │
└─────────────────────────────────────────────────────────────────────┘
```

Quelle: In Anlehnung an Engelke, 2009, S. 208

Da der Organisationsgrad von Patientenverbänden sehr gering ist, sind sie keine korporatistische Institutionen. Außerdem besitzen sie »kein Repräsentationsmonopol« und übernehmen, mit Ausnahme der Beteiligung am G-BA, keine staatlichen Aufgaben (Bandelow, 2004, S. 57).

9.4 Zwischenfazit

Die nähere Betrachtung der Akteure im Gesundheitswesen, deren Ressourcen, Organisation und Konstellationen, hat gezeigt, dass sich die Strukturen der verbandlichen Interessenvermittlung seit den 90ern geändert haben. Es existiert ein komplexeres Entscheidungssystem und damit kein regionaler Tauschkorporatismus mit wenigen Verbänden. Die Interessenverbände haben sich fragmentiert und pluralisiert. Vor allem die Zahl der Pharma- und Patientenverbände ist gestiegen. Die ehemals starke Gruppe der Ärzte wurde geschwächt, während andere Interessen, wie die der Krankenkassen und teilweise auch die der Patienten- und Verbraucherverbände gestärkt wurden.

Die Konstellation von Interessengruppen im Gesundheitswesen entspricht nicht in allen Punkten der Typologie des Korporatismus. Im Korporatismus haben Interessengruppen dieselben Interessen und Ziele und repräsentieren geschlossen ihre Positionen gegenüber anderen Akteuren. Gruppeninterne Konflikte werden gemeinsamen Lösungen und Zielen untergeordnet. Dies ist im Gesundheitswesen allerdings oft nicht der Fall. Es gibt dort Verbände derselben Interessengruppe mit unterschiedlichen Interessen. Dies sind zum Beispiel einzelne Facharztgruppen, die sich über die Aufteilung finanzieller Vergütungen nicht einigen können und nach außen hin unterschiedliche Interessen vertreten. Zudem kommt es innerhalb von Krankenkassen zu Konflikten. Auch die einzelnen Kassenarten vertreten unterschiedliche Meinungen in Verhandlungen. Verbände stehen immer mehr in Konkurrenz zueinander. Das Selbstverständnis und die Aufgabenwahrnehmung der Akteure haben sich dadurch geändert. Interessengruppen sehen sich als Gegenspieler anderer Akteursgruppen (Gerlinger, 2009, S. 42f).

Patienten- und Verbraucherverbände verfügen nicht über ausreichende Ressourcen und Mitglieder für eine effektive Interessenvertretung. Die multinationalen Pharmafirmen haben es leichter Druck auf gesundheitspolitische Entscheidungsträger auszuüben, als finanziell schwächere Interessengruppen. Zu diesen zählen zum Beispiel Krankenpfleger oder -schwestern, die teilweise nur durch die Dienstleistungsgewerkschaft Ver.di vertreten werden (Bandelow, 2004, S. 54). Verbände haben es zunehmend schwer ihre Mitglieder mit vielen heterogenen Interessen zufrieden zu stellen und die differenzierten Interessen gegenüber politischen Entscheidungsträgern und der Öffentlichkeit zu artikulieren. Sie tun sich schwer zwischen politischen Entscheidungsträgern, anderen Interessengruppen und ihren Verbandsmitgliedern zu vermitteln (Brechtel, 2001 und Birkelbach, 2003).

Entgegen der politischen Theorie (siehe *Kapitel 5*), die behauptet, die Rolle der Verbände hätte in den letzten Jahren an Bedeutung verloren, kann festgestellt werden, dass die handelnden Akteure im deutschen Gesundheitswesen nach wie vor hauptsächlich in Verbänden organisiert sind. Trotz der genannten Probleme, mit denen Interessenverbände zu kämpfen haben, sind noch immer sie die wichtigen Lobbyisten im Gesundheitswesen. Verbände erbringen Dienstleistungen für ihre Mitglieder, übernehmen selbständig vom Staat delegierte Aufgaben »und prägen als Orte politischer Sozialisation und Kommunikation die politische Kultur« (Winter / Willems, 2007, S. 13). Da gesetzlich festgelegt wurde, dass Verbandsvertreter an Entscheidungen des G-BA beteiligt sind, ist die Verbandsarbeit für Leistungserbringer und Krankenkassen noch wichtiger geworden. Je mehr finanzielle und personelle Ressourcen ein Verband zusammenlegt, desto mehr Informationen kann er gene-

9. Akteure im Gesundheitswesen

rieren. Informationsmanagement ist, wie die Literatur zeigt (siehe *Kapitel 7.1*), ein bedeutender Teil der Lobbyarbeit.

Lediglich in der Industrie sind Tendenzen zu erkennen, dass die Zahl der Unternehmens- oder Auftragslobbyisten seit den 90ern stark ansteigt. Dies hängt mit der Europäisierung und dadurch steigender divergierender Interessen zusammen. Verbände der Industrie sind nicht Mitglied in offiziellen Gremien der Selbstverwaltung, wie dem G-BA. Deshalb ist die Verbandsarbeit für die Pharmaindustrie weniger von Bedeutung als für Mediziner, Krankenkassen und Patienten, die Mitglieder im G-BA sind. Pharmaunternehmen benutzen Auftragsagenturen und Rechtsanwaltskanzleien über die sie Zugang zu wichtigen Akteuren im Gesundheitswesen bekommen.

Der Staat hat mehr Aufgaben an die Selbstverwaltung bzw. Leistungserbringer und Kassen abgegeben. Zudem ist die Zahl der Verbände angestiegen. Verbandsmitglieder haben immer heterogenere Interessen. Auf Grund dieser Tatsachen ist es wichtiger für Verbände geworden, das Hauptaugenmerk ihrer Arbeit auf andere, konkurrierende Verbände und eigene Mitglieder, sowie die Öffentlichkeit zu lenken. Zudem handeln Verbände im deutschen Gesundheitswesen mehr Entscheidungen unter Ausschluss von politischen Entscheidungsträgern aus. In einigen Bereichen hat deshalb Lobbyarbeit gegenüber Politikern nachgelassen und gleichzeitig Lobbyismus gegenüber der Öffentlichkeit und konkurrierenden Verbänden zugenommen. Inwieweit sich die dargestellten Veränderungen auf die Lobbying-Maßnahmen der Akteure im Gesundheitswesen ausgewirkt haben, wird im nächsten Kapitel (*Kapitel 10*) untersucht.

10. Lobbying im Gesundheitswesen

10.1 Informationsmanagement im Gesundheitswesen

Das Informationsmanagement gehört zur Basis der lobbyistischen Tätigkeit im Gesundheitswesen. Durch mehr Wettbewerb in den letzten Jahren, gibt es eine stärkere Diversifizierung auf der Ausgaben- und Leistungsseite. Öffentlichkeit, Patienten und Politiker müssen deswegen konsequenter als bisher qualitätsorientierte Anbieter erkennen und auswählen. Dazu nutzen sie viele unterschiedliche Informationsquellen. Die Pluralisierung der Verbände und Interessen im Gesundheitswesen bringt einen Anstieg der Informationsmengen im Internet, in Zeitungen und Zeitschriften mit sich. Diese Tatsache führt dazu, dass Lobbyisten immer mehr Material kostenlos zur Verfügung stellen. Patienten, Öffentlichkeit und politische Entscheidungsträger haben mehr Vergleichsmöglichkeiten. Informationsangebote werden kritisch hinterfragt. Auf Grund dessen ist es für Lobbyisten wichtiger geworden, qualitativ hochwertige Informationen zu generieren und überzeugend für die Adressaten darzustellen (Fischer / Jakob, 2009, S. 242 und Rabbata / Rieser, 2006).

Beim Informationsmanagement wird mehr darauf geachtet professionelle, vielsagende und oft wissenschaftliche Informationen zu sammeln und sorgfältig aufzubereiten. Aufgearbeitete Informationen, wie Zahlenmaterial aus Pharmaunternehmen, Ärzteverbänden oder Krankenkassen, Grundsatzpapiere und Argumentationshilfen für Politiker und Beamte müssen einen seriösen Eindruck hinterlassen, damit sie von Adressaten akzeptiert und von ihnen aus der Vielzahl von Daten zur Informationsgenerierung ausgewählt werden. Nur so können Interessengruppen ihre Interessen gegenüber anderen Lobbyisten durchsetzen. Immer mehr seriöse Anbieter im Gesundheitswesen »fürchten negative Folgen für ihr Image, sollte ihnen eines Tages eine unzutreffende Information nachgewiesen werden« (Fischer / Jakob, 2009, S. 242). Auch für die Öffentlichkeit müssen Daten qualitativ hochwertig dargestellt werden. Das Internet, das von vielen Lobbying-Adressaten genutzt wird, zeichnet sich durch seine Transparenz und Interaktivität aus. Es gewährleistet eine Vielzahl von Möglichkeiten um Informationen und »die Anbieter von Informationen öffentlich zu begutachten«. Außerdem haben die Internetnutzer durch die Netznutzung »umfangreiche Möglichkeiten, Informationen bezüglich ihrer Qualität zu bewerten.« Mittlerweile gibt es sogar Qualitätssiegel, die Informationen von Anbietern im Gesundheitswesen bewerten und an denen sich die Adressaten der Information orientieren können (Fischer / Jakob, 2009, S. 242f).

Auf den Homepages der Verbände der Leistungserbringer und Krankenkassen ist ersichtlich, dass diese vermehrt unabhängige Stiftungen und wissenschaftliche Institute beauftragen, die für sie Informationen bzw. Studien erstellen. Um die inhaltliche Qualität dieser Studien zu erhöhen, werden immer mehr personelle, finanzielle und zeitliche Ressourcen in den auftragnehmenden Einrichtungen gebunden. Konsequenterweise sehen sich die auftraggebenden Akteure höheren Kosten für die geforderten Studien gegenübergestellt. Unter den beauftragten Institutionen befinden sich zum Beispiel die Bertelsmannstiftung, die Stiftung Gesundheit und Stiftung Männergesundheit (genaueres über die Studien auf der jeweiligen Homepage der Stiftung, der Bundesärztekammer und auf pharmastudie.de).

Qualitativ hochwertige Informationen sind oft komplizierter zu verstehen als weniger seriöse Informationen. Deshalb ist es wichtig, dass Lobbyisten die Informationen sorgfältig aufbereiten. Lobbyisten müssen dafür sorgen, dass politische Entscheidungsträger und die Öffentlichkeit die Handlungslogik der Interessengruppe, die sie vertreten, verstehen.

Die allgemeine Lobbying-Literatur beschreibt, dass es Verbände leicht haben mit ihren Informationen an Ministerien heranzutreten, da sie bekannt dafür sind breite Interessen zu vertreten und dadurch »gebündelten wissenschaftlichen Sachverstand bieten« (siehe *Kapitel 7.2*) (Leif / Speth, 2006, S. 25). Im Gesundheitswesen trifft diese Tatsache oft nicht zu. Lobbyisten haben es hier immer schwerer, ihre Informationen erfolgreich an politische Entscheidungsträger zu vermitteln (siehe nächstes *Kapitel 10.2*). Gerade deshalb gewinnt Informationsmanagement an Bedeutung.

Die Durchsetzungsfähigkeit einer Interessengruppe hängt davon ab, wie gut sie ihre Position »in knapper und wesentlicher Form, auch schriftlich, darlegen« kann. Plausible Argumente sind dabei unabdingbar (Fischer / Jakob, 2009, S. 229f).

Durch mehr Wettbewerb und die steigende Anzahl an Interessengruppen im Gesundheitswesen seit den 90ern, haben die einzelnen Interessenvertreter weniger Zeit zur Verfügung ihre Interessen in Gesprächen mit Politikern unterzubringen. Zumeist wird im Vorfeld des Gesprächs ein enger Zeitrahmen genannt, deshalb müssen die Wünsche präzise benannt werden. Informationen müssen glaubhaft sein und trotzdem gleichzeitig leicht übertrieben dargestellt werden, damit die Dringlichkeit der Notlage auch wirklich beim politischen Entscheidungsträger ankommt. Vor Gesprächen mit politischen Entscheidungsträgern gehört zum Informationsmanagement auch das Recherchieren über »Sachzwänge und Interessenlagen des Gesprächspartners«.

Wenn die Regierung zum Beispiel die Bürgerversicherung will, dann sollten sich die Interessenvertreter »bei ihr nicht für die Privatisierung der gesetzlichen Krankenversicherung« einsetzen (Fischer, 2007, S. 231).

Durch die Pluralisierung der Verbandslandschaft seit den 90ern ist es für die einzelnen Verbände einer Interessengruppe wichtiger geworden, ihre Informationen miteinander abzustimmen. Auch wenn es immer mehr unterschiedliche Interessen in einem Fachbereich gibt. Durch das Abstimmen der Informationen können sie einheitliche Informationen weitergeben. Das erhöht die Glaubhaftigkeit der Informationen und der Verbände. Außerdem können Interessengruppen dadurch ihre Ressourcen bei der Informationsgewinnung und -aufbereitung zusammenlegen und so hochwertigere Informationen generieren. Ein weiterer Vorteil ist, dass durch gegenseitige Abstimmung der eine Verband über die Tätigkeiten des anderen Verbands informiert ist (Rabbata / Rieser, 2006 und Gerlinger, 2009, S. 44). Seit sich 1993 der Bundesverband der Pharmazeutischen Industrie spaltete, agieren in Berlin »nicht nur BPI, VFA und der Bundesverband der Arzneimittel-Hersteller, sondern mehrere Generikaverbände und eigene Verbindungsbüros großer Pharmafirmen« (Rabbata / Rieser, 2006). Wenn jeder dieser Pharmaakteure einzeln handelt, ist die Durchsetzungskraft gegenüber Ärzten und Kassen geringer. Also werden zu bestimmten Themen auch Informationen zwischen den einzelnen Verbänden, Firmen und Verbindungsbüros ausgetauscht und sich gegenseitig geholfen, anstatt gegeneinander zu arbeiten. Des Weiteren sind Informationen aus kleinen Verbänden zum größten Teil weniger qualitativ hochwertig, als Informationen, die von großen Firmen erstellt worden sind. Kleinere Verbände haben weniger personelle und finanzielle Ressourcen. Gerade deshalb ist der Informationsaustausch und die Zusammenarbeit für kleinere Verbände und Unternehmen besonders wichtig (Rabbata / Rieser, 2006). Seit April 2008 existieren erstmals kassenartenübergreifende Vereinigungen von Krankenkassen. Diese dauerhafte Bildung von Vereinigungen unterstützt die wettbewerbs- und leistungsfähige Zusammenarbeit im Informationsmanagement (Stackelberg / Winter, 2008, S. 183).

10.2 Beziehungsmanagement im Gesundheitswesen gegenüber Politik und Verwaltung

Akteure im Gesundheitswesen betreiben Lobbyarbeit gegenüber politischen Entscheidungsträgern. Allerdings sind die Erfolgsaussichten dieser Art der Lobbyarbeit gesunken. Politiker und Beamte legen weniger Wert darauf, Verbände in politische Diskussionen einzubeziehen. Sie schließen sie manchmal sogar – wie beim Reformprozess des Gesundheitsstrukturgesetzes 1992 – aus (Perschke-Hartmann, 1994). Auch beim Politikprozess zum GKV-Wettbewerbsstärkungsgesetz hat die Bundesregierung lobbyistische Versuche Einfluss auf Politiker zu nehmen weitgehend nicht beachtet (Knieps, 2007, S. 874). Die Anzahl der Experten in den eigenen Reihen steigt. Politische Entscheidungsträger benötigen deshalb weniger Informationen von Lobbyisten. Gerlinger (2009, S. 47) verweist auf einen Artikel der Frankfurter Allgemeinen Zeitung vom 07.11.2006, der aussagt, dass die Bundeskanzlerin es trotz eindringlichem Wunsch des Verbandes der privaten Krankenversicherung abgelehnt hat ein Gespräch mit dem Verband über die Pläne zur Gesundheitsreform 2007 zu führen. Bundestagsabgeordnete der SPD, der Grünen und der CDU haben sich vor der Reform zum GKV-Modernisierungsgesetz mehrere Wochen beraten. Dabei haben sie keine Lobbyisten aus dem Gesundheitswesen in die Gespräche einbezogen. Dadurch unterbanden die Politiker, dass jeden Tag neue Interessen von außen in die Verhandlung eingebracht wurden (Rabbata / Rieser, 2006).

Das BMG kann auf viele verschiedene Interessenvertretungen zurückgreifen. Es ist von den Meinungen einzelner Lobbyisten unabhängig. Politiker sind deshalb nicht mehr auf intakte Beziehungen zu Lobbyisten angewiesen (Manow, 1994 und Trampusch, 2004 und Eckert et al., 2009a, S. 280f). Sie werden nur deshalb in Verhandlungen einbezogen, weil politische Entscheidungsträger nicht gegen die Selbstverwaltung regieren können (Rabbata / Rieser, 2006 und Fischer, 2007, S. 229). Gesundheitsminister lassen sich nicht mehr so leicht von Lobbyisten beeindrucken. Denn diese stellen Probleme oft übertrieben dar und neigen dazu sich als Opfer darzustellen (Fischer, 2007, S. 232). Lobbyismus ist mittlerweile eher dafür zuständig in der Öffentlichkeit auf wichtige Themen aufmerksam zu machen. Die Meinungen von Politikern und Beamten zu gesundheitspolitischen Themen sind ihrer »grundsätzlichen, ideologischen Haltung ... geschuldet«. Lobbyisten haben mittlerweile weniger Einfluss darauf (Rabbata / Rieser, 2006).

Dennoch betreiben vor allem finanz- und personalstarke Lobbyisten Beziehungsmanagement gegenüber politischen Entscheidungsträgern. Sie haben noch eher die Chance Politiker durch Beziehungsmanagement von ihren Interessen zu überzeugen, als finanzschwache Interessengruppen. Patienten- und Verbraucherverbände sind deshalb weniger in der Lage, professionelles Beziehungsmanagement zu betreiben. Sie vertreten ihre Interessen selten durch direktes Lobbying gegenüber Politiker. Leistungserbringer und Krankenkassen versuchen dagegen Beziehungsmanagement gegenüber politischen Entscheidungsträgern zu betreiben. Patientenvertreter verfügen nicht über Ausbildungen in Gesundheitsberufen und somit nicht über die gleiche

Fachexpertise, wie Ärzte, Apotheker und Pharmazeuten. Das ist politischen Entscheidungsträgern bewusst. Daher greifen sie weniger auf Informationen von Patienten und Verbrauchern zurück und erfahren so deren Interessen oftmals nicht (Eckert, 2009, S. 290).

Selbst wenn Lobbyisten in die Reformerarbeitung mit einbezogen werden, können sie sich nicht mehr darauf verlassen, dass ihre Meinung von Politikern und Beamten berücksichtigt wird. Politische Entscheidungsträger machen den Lobbyisten immer wieder klar, dass sie ihre Hilfe bei gesundheitspolitischen Entscheidungen nicht unbedingt benötigen.

10.2.1 Persönliche Gespräche mit politischen Entscheidungsträgern

Betreiben Lobbyisten im Gesundheitswesen Lobbyismus gegenüber politischen Entscheidungsträgern, geschieht dies am häufigsten durch persönliche Kontakte bzw. Gespräche. Hintergrund dafür ist der zunehmende Wettbewerb im Gesundheitswesen seit den 90ern, genauer seit dem Gesundheitsstrukturgesetz von 1992. Die Gesundheitspolitik wird letztlich immer noch vom Staat gesteuert, auch wenn die Selbstverwaltung und hier vor allem der G-BA mehr Aufgaben und Entscheidungsbefugnisse innehaben (Bunge, 2006 und Seehofer, 2006 und Eckert, 2009, S. 289). Lobbyisten der privaten Krankenversicherung zum Beispiel nehmen persönliche Gespräche zu neoliberalen Parteien und Politikern auf. Sie wollen Politiker davon überzeugen, den solidarischen Sozialstaat zu schwächen (Martiny, 2006, S. 223). Die allgemeine Lobbying-Literatur beschreibt Lobbyismus oft als Tauschprozess (siehe *Kapitel 2.2.3*). Auch bei persönlichen Gesprächen zwischen Lobbyisten und politischen Entscheidungsträgern im Gesundheitswesen finden Tauschprozesse statt. Interessenvertreter bieten Informationen und Fachkenntnisse an. Politische Entscheidungsträger berücksichtigen im Gegenzug die Interessen der Lobbyisten bei ihrer Entscheidungsfindung (Winter, 2004). Adamek und Otto (2008) beschreiben, dass dieser Tauschprozess auch im BMG stattfindet. Sie beurteilen ihn kritisch, da die Informationen der Lobbyisten nicht immer wissenschaftlich begründet werden können (Gerlinger, 2009, S. 47). Persönliche Gespräche werden mit »Fachpolitikern in den Fraktionen und Ministerialbeamten im BMG« geführt, aber »auch der wissenschaftliche Mitarbeiterstab eines Abgeordneten ... (ist Adressat) ... lobbyistischer Ansprache« (Eckert, 2009, S. 289).

Obwohl typischerweise Verbandslobbyisten für Ärzte, Kassen und Krankenhäuser persönliche Kontakte zu politischen Entscheidungsträgern pflegen, setzt die Industrie als festen »Bestandteil der Vertriebs- und Marketingabteilungen der Pharma- und Medizingeräte-Industrie wie auch der Versicherungswirtschaft« seit den 90er Jahren immer mehr Unternehmens- und Auftragslobbyisten für diese Arbeit ein. Agenturen und Rechtsanwaltskanzleien sind fast ausschließlich für die direkte Interessenvertretung, Beziehungsmanagement und vor allem für persönliche Gespräche gegenüber Politikern und Verwaltung zuständig. Mit Parlamentariern und Regierungsvertretern in Berlin und Brüssel stehen sie in engem Kontakt. Nebenbei betreiben sie aber auch Beziehungsmanagement zu Medizinern, »medizinischen Sachverständigen in den Gesundheitsorganisationen, an den Hochschulen und in den Verbänden« (siehe *Kapitel 10.3*) (Martiny, 2006, S. 228).

Die allgemeine Lobbying-Literatur beschreibt, dass Lobbyisten vor allem in den ersten drei Phasen des Policy-Cycles Lobbyismus betreiben (siehe *Kapitel 6.1*). Dies ist auch im Gesundheitswesen der Fall. Lobbyisten im Gesundheitswesen bringen ihr Anliegen bzw. ein neues Thema durch persönliche Gespräche in die politische Diskussion ein. Durch persönliche Gespräche versuchen sie Politiker davon zu überzeugen, ein Problem oder Thema in die Agenda mit aufzunehmen. Die ehemalige Bundesgesundheitsministerin Andrea Fischer zum Beispiel, hatte ursprünglich vor, an den KVen vorbei die integrierte Versorgung zu stärken. Allerdings brachten diese durch intensive persönliche Gespräche mit den politischen Entscheidungsträgern gegenläufige Forderungen vor, die dann in die politische Diskussion aufgenommen wurden und sich letztendlich auch durchsetzten. So forderten sie, dass Integrationsverträge zwischen Medizinern und Krankenkassen lediglich mit Zustimmung der jeweiligen KV abgeschlossen werden dürfen. Dr. med. Manfred Richter-Reichhelm, von 2000 bis 2004 Vorsitzender der Kassenärztlichen Bundesvereinigung erklärte, dass der Erfolg durch reine Überzeugungsarbeit bei Abgeordneten und Ministerialbeamten gelang. Richter-Reichhelm erklärt, dass persönliche Gespräche wichtig gewesen wären, »um eine Aushöhlung des ärztlichen Sicherstellungsauftrags und damit eine Schwächung der Regelversorgung zu verhindern.« Aber auch Richter-Reichhelm gesteht ein, dass der Zugang zu persönlichen Gesprächen mit politischen Entscheidungsträgern in den letzten Jahren schwerer wurde. Gerade deshalb wären »gute Worte und Argumente« bei persönlichen Gesprächen sehr wichtig. Verbände haben es einfacher durch persönliche Gespräche erfolgreich Lobbyarbeit zu betreiben, als andere Lobbyisten. Sie haben ihre Büros in der Nähe von Bundestagsabgeordneten und den Bundestagsfraktionen. Vor allem die Referate der Pharmaverbände und Krankenkassen liegen immer in der Nähe der Arbeitsplätze von politischen Entscheidungsträgern (Rabbata / Rieser, 2006). 1995 erreichten zum Beispiel Pharmaverbände durch Spitzengespräche bei Bundeskanzler Helmut Kohl, dass die geplante Positivliste von der Regierung doch nicht umgesetzt wurde. Persönliche Gespräche mit Ministerialbeamten werden favorisiert. Allerdings finden sie nach wie vor – trotz Bürokratisierung – auch bei Parteipolitikern und der Regierung statt (Jantzer, 2003, S. 131).

Persönliche Netzwerke und langjährige, belastbare Kontakte, die über Parteigrenzen hinaus gehen und sich nicht in der Öffentlichkeit abspielen, werden von Leistungserbringern, Krankenkassen und deren Verbänden gepflegt, um persönliche Kontakte und Gespräche mit politischen Entscheidungsträgern führen zu können. Der Austausch zwischen politischen Entscheidungsträgern und Lobbyisten hat »oftmals größeren Einfluss auf die Entscheidungsfindung als formal beschrittene Wege im Gesetzgebungsprozess haben.« Auch wenn sie schwer evaluierbar sind (Eckert, 2009, S. 290).

Lobbyisten betreiben Beziehungsmanagement. Es existieren persönliche Gespräche mit Mitarbeitern des BMG. Dies zeigen auch sehr aktuelle, recht transparente Aussagen von Pharmaverbänden. Als Beispiel ist der größte Arzneimittelverband Deutschlands, der Bundesverband der Arzneimittelhersteller (2010) zu nennen. Er schreibt in seinem Geschäftsbericht von 2009/10, dass vor dem Inkrafttreten des Arzneimittelmarkt-Neuordnungsgesetzes im November 2010 »das BMG und der GKV-Spitzenverband den Verkehrskreisen ergänzende Erläuterungen und Klarstellungen … persönlich mitgeteilt« hätten. Zudem heißt es, dass eine zweimalige Präsentation im BMG während der Ausarbeitung des Arzneimittelmarkt-Neuordnungsgesetzes im BMG stattgefunden hätte (Bundesverband der Arzneimittelhersteller, 2010, S. 21). Des Weiteren wäre die »Problematik der Preisschaukel sowie die Fragen zur Umsetzung der Neuregelungen zu den erweiterten Herstellerzwangsabschlägen« mit den »Verbände(n) der Marktbeteiligten am 24. August 2010 mit dem GKV-Spitzenverband und dem BMG erörtert« worden (Bundesverband der Arzneimittelhersteller, 2010, S. 22). Weiter gibt der BAH an, Studienergebnisse »mit den zuständigen Gesundheitspolitikern … (und den) Vertretern des BMG diskutiert« zu haben (Bundesverband der Arzneimittelhersteller, 2010, S. 28). Die Aussagen zeigen, dass es persönliche Gespräche mit den Beamten im BMG gab. Inwiefern diese Aussagen wirklich stimmen ist schwer zu beurteilen. Der Geschäftsbericht wird hauptsächlich für Verbandsmitglieder verfasst. Deshalb könnten die Kontakte mit dem BMG auch übertrieben dargestellt worden sein. Verbände im Gesundheitswesen haben es zunehmend schwerer Mitglieder zu halten. Dies deutet darauf hin, dass der BAH seine Arbeit intensiver auslegt, als sie wirklich war. Andererseits veranschaulichen die Auszüge aus dem Geschäftsbericht, dass sich Lobbyisten nach wie vor damit beschäf-

10. Lobbying im Gesundheitswesen

tigen, Beamte und Politiker durch persönliche Gespräche von ihren Interessen zu überzeugen.

Speth (2006) schreibt, dass der Öffentlichkeit nur wenig über die persönliche Beziehungsebene der Lobbyisten im Gesundheitswesen bekannt ist, da in der GGO der Ministerien zwar eine rechtliche Grundlage für die Zusammenarbeit mit Interessengruppen festgelegt ist, die genaue Ausgestaltung der Geschäftsordnung aber dem Ermessen der Ministerialbürokratie unterliegt. Interessenvertreter können sich nicht mehr wie vor einigen Jahren darauf verlassen, dass ihre Interessen berücksichtigt werden. Dennoch gehören persönliche Gespräche mit politischen Entscheidungsträgern nach wie vor zur Lobbyarbeit im Gesundheitswesen. Es ist für Lobbyisten leichter Zugang zu persönlichen Gesprächen mit Abgeordneten zu finden, als zu Ministerialbeamten. Erstere sind mit weniger Expertise ausgestattet. Deshalb können sie zwischen Verbandsinteressen und Fachargumenten schwerer unterscheiden (Jantzer, 2006, S. 240). Außerdem setzt die Regierung den Rahmen für die Selbstverwaltung und ist deshalb für Lobbyisten von Bedeutung. Es werden nach wie vor persönliche Kontakte und Gespräche mit Abgeordneten und Parteien gepflegt, auch wenn die Ministerien seit den 90ern mehr Macht im gesundheitspolitischen Entscheidungsprozess erlangt haben und die Beeinflussung dieser deshalb im Zeitverlauf wichtiger geworden ist.

Tabelle 2: Persönliche Gespräche

Zusammenfassung der Veränderungen seit den 90ern:
• Der Zugang zu persönlichen Gesprächen mit politischen Entscheidungsträgern ist für Lobbyisten schwerer geworden.
• Der Zugang zu persönlichen Gesprächen mit Politikern ist einfacher, als der Zugang zu Ministerialbeamten.

10.2.2 Veranstaltungen für politische Entscheidungsträger

Die politische Bedeutung von Veranstaltungen ist eher gering. Dennoch veranstalten Verbände »Abende«, zu denen sie Politiker, Funktionäre und Journalisten einladen. Die Veranstaltungen tragen zur Renommeebildung und dem Pflegen von Netzwerken bei. Wichtig ist dabei für Lobbyisten, dass der Rahmen und die Inszenierung passend gestaltet werden. In der Organisation von Veranstaltungen vollzog sich in den letzten Jahren ein Wandel. Der klassisch parlamentarische Abend musste zugunsten eines individuellen Veranstaltungsrahmens weichen (Fischer, 2007, S. 232). So lud die Deutsche Krankenhausgesellschaft 2006 zu einem Frühlingsempfang in das Berliner

Hyatt-Hotel am Potsdamer Platz ein. Es wurde genau darauf geachtet, dass die Gäste zusammen passen. Die zusätzlich durchgeführte Bewirtung erzeugte eine persönliche, ungezwungene Atmosphäre. Dadurch können Lobbyisten einfacher gute längerfristige Kontakte zu politischen Entscheidungsträger aufbauen und deren Vertrauen gewinnen (Rabbata / Rieser, 2006). Allerdings bietet ein persönliches Gespräch, das zwischen einem oder wenigen Beamten und Politikern und dem Lobbyisten stattfindet eine bessere Überzeugungskraft. Veranstaltungen finden zusätzlich und unabhängig von persönlichen Gesprächen statt, sie ersetzen diese nicht (Fischer, 2007, S. 232).

In der Hauptstadt finden die meisten von Verbänden aus dem Gesundheitswesen organisierten Veranstaltungen statt. Es geht dabei größtenteils um aktuelle gesundheitspolitische Themen. Die Verbände siedeln sich so nah wie möglich dort an, wo politische Entscheidungen getroffen werden. Viele veranstalten ihre »Abende« in Berlin. Manche Politiker gestehen öffentlich, dass sie oft auf Veranstaltungen von Lobbyisten im Gesundheitswesen gehen. So zitiert das Ärzteblatt 2006 den Bundestagsabgeordneten und früheren SPD-Generalsekretär Klaus Uwe Benneter über derartige Versammlungen: »Wenn man keine Probleme mit der Figur hat, kann man jeden Tag auf ein Event gehen« (Rabbata / Rieser, 2006).

Viele Veranstaltungen finden abseits der öffentlichen Wahrnehmung »in Restaurants und Bars, in Büros von Ministerien und Parlamentsgebäuden und mitunter in den Empfangshallen großer Hotels« statt (Rabbata / Rieser, 2006). Der VFA, die KVen und die Ärztekammern haben ihre Lobbystrategie in den letzten Jahren an ihre Ausschließung durch Politiker und Beamte an Verhandlungen angepasst. Verbände arbeiten enger bei der Organisation von Veranstaltungen zusammen. Sie organisieren mehr Veranstaltungen und gesundheitspolitische Tage als noch vor einigen Jahren. Zu diesen laden sie Vertreter aus verschiedenen Bereichen, wie Pharmaindustrie-, Patienten-, und Ärzteverbänden als Redner ein, um die Politik von ihren Interessen zu überzeugen (Fischer, 2007 und Rabbata / Rieser, 2006).

Tabelle 3: Veranstaltungen

Zusammenfassung der Veränderungen seit den 90ern:
• Der klassische parlamentarische Abend musste zu Gunsten eines individuellen Veranstaltungsrahmens weichen.
• Politiker und Beamten schließen Lobbyisten vermehrt aus Verhandlungen aus. Deshalb organisieren Interessengruppen immer mehr Veranstaltungen zu denen sie politische Entscheidungsträger einladen, um Zugang zu ihnen zu bekommen.
• Bei der Organisation von Veranstaltungen arbeiten Interessengruppen vermehrt zusammen.

10.2.3 Amtsausführung von Verbandsvertretern in politischen Ämtern

Seit den 90ern versuchen Verbände vermehrt, eigene Vertreter in Parteien und das Ministerium einzuschleusen. Nur so können sie sich einen guten Zugang zu politischen Entscheidungsträgern dauerhaft sichern. Ansonsten werden Lobbyisten – wie bereits erwähnt – seltener in Verhandlungen von Politikern und Beamten mit einbezogen.

So war zum Beispiel Cornelia Yzer, seit 1997 Hauptgeschäftsführerin des VFA und Mitglied im Vorstand des europäischen Pharmaverbandes EFPIA sowie im Weltverband der pharmazeutischen Industrie IFPMA, im Kabinett von Bundeskanzler Helmut Kohl parlamentarische Staatssekretärin im Bundesforschungsministerium. Sie schilderte in einem Interview im April 2003 ihren Berufsalltag im Ministerium und meinte, dass dieser aus einem kontinuierlichen Kontakt zu Ministern bestanden hätte. Tageskontakte sollten gepflegt werden und politische Themen bereits vor dem Entstehungsprozess durch Konversationen mit Bürokraten in »die mit den Unternehmensinteressen übereinstimmende Richtung gelenkt« werden. Zu ihren lobbyistischen Aktivitäten würden hauptsächlich die Beratung von Politikern und die Bekanntmachung ihrer Anliegen zählen (Kleinfeld et al., 2007a, S. 279).

Der Konzernlenker des Arzneimittelherstellers Altana in Bad Homburg ist gleichzeitig auch stellvertretender Bundesvorsitzender des CDU-Wirtschaftrates. Auch Prof. Dr. med. Hans Rüdiger Vogel, langjähriger Hauptgeschäftsführer und Vorsitzender des Bundesverbands der Pharmazeutischen Industrie war CDU-Landespolitiker. Der Lobbyist konnte unter anderem Mitte der 90er-Jahre verhindern, dass die Positivliste für Arzneimittel in Kraft gesetzt wurde. Roland Koch (CDU), hessischer Ministerpräsident, trat ein paar Jahre später, im Mai 2003 gemeinsam mit Vertretern der Pharmaindustrie vor die Presse um die Zusammenarbeit mit den Vertretern im Ministerium zu betonen und ihnen seine Unterstützung zu gewährleisten (Einfeldt, 2004, S. 28f). Die Süddeutsche Zeitung berichtete über dieses Ereignis mit dem Titel »Pharmavertreter in der Politik« (Jantzer, 2006, S. 239). Die Beispiele zeigen, dass Lobbyisten und politische Entscheidungsträger zumeist offen mit der Tatsache umgehen, dass Vertreter von Interessengruppen vor Ort bei Politikern und Beamten arbeiten und diese unterstützen. Auch viele gesundheitspolitische Positionen der FDP sind mit Lobbyisten der Pharmaindustrie besetzt (Jantzer, 2006, S. 240).

In korporativen Gremien der Selbstverwaltung – wie dem G-BA – haben Lobbyisten in den letzten Jahren Leitungspositionen bekommen. Sie übernehmen dort die Aufgaben, die vor der Gründung des G-BA Politiker und Beamte übernommen haben. Reiner Hess hat den Vorsitz des G-BA inne, dessen offizielle Bezeichnung »unparteiischer Vorsitzender« ist. Hess arbeitete mehr als 30 Jahre bei der Kassenärztlichen Bundesvereinigung und war dort 15 Jahre Hauptgeschäftsführer. Ein Verbandsvertreter leitet das mächtigste Organ der Selbstverwaltung (Jantzer, 2006, S. 243f).

Es ist für Lobbyisten von großer Bedeutung geworden, Interessenvertreter in Parteien oder im BMG zu platzieren. Lobbyisten, die ein Amt im BMG oder in einer Partei besetzen, haben die Möglichkeit auf Dauer Einfluss auszuüben, persönliche Kontakte auszubauen und langfristiges Vertrauen zu schaffen. Außerdem können sie Neuigkeiten als erstes erfahren und schnell eine Lobbying-Strategie entwickeln. Dadurch haben sie Vorteile gegenüber anderen Interessenvertreter im Gesundheitswesen. Die Vorteile sind wichtiger, als noch vor einigen Jahren, da für Interessengruppen durch die Pluralisierung von Interessen und Lobbyisten mehr Konkurrenz existiert.

Tabelle 4: Verbandsvertreter in politischen Ämtern

Zusammenfassung der Veränderungen seit den 90ern:
• Es ist für Lobbyisten wichtiger geworden Verbandsvertreter in Ministerien und Parteien zu platzieren, um Zugang zu politischen Entscheidungsträgern zu bekommen.
• In korporativen Gremien der Selbstverwaltung, wie dem G-BA, haben Lobbyisten in den letzten Jahren Leitungspositionen bekommen und damit Aufgaben übernommen, die zuvor Politiker und Beamte ausgeführt haben.

10.2.4 Spenden an politische Entscheidungsträger

Durch Parteispenden erhoffen sich Lobbyisten, dass politische Entscheidungsträger im Gegenzug ihre Interessen berücksichtigen. Einzelne Beispiele werden aber selten publik, weil sich Politiker und Interessenvertreter nicht dem Vorwurf der Korruption aussetzen wollen. Deshalb ist es auch kaum möglich zu beschreiben, ob die Spenden seit den 90ern zugenommen haben.

Einzelne Beispiele, wie die Spendenaktion der Mehrheitseigner des Pharmaunternehmens Altana in Bad Homburg kurz vor der Bundestagswahl 2002 zeigen jedoch, dass Spendengelder nach wie vor getätigt werden. Die Mehrheitseigner spendeten der CDU 530.000 Euro. Auch der Konzerneigner von Altana, Nikolaus Schweickart überwies annähernd zur gleichen Zeit 120.000 Euro an die Partei. Schon ein Jahr zuvor gründete das Unternehmen Altana mit der Commerzbank die »Initiative Wirtschaft für Koch«, die allein dafür eingerichtet wurde, um von verschiedenen Pharmaherstellern bis zur Wahl in Hessen eine Million Euro für Spenden an die CDU zu generieren (Einfeldt, 2004, S. 28f). Spendenaktionen an politische Entscheidungsträger werden also nach wie vor durchgeführt. Auf Grund mangelnder Transparenz dieser Spendenaktionen kann allerdings nicht festgestellt werden, ob diese seit den 90ern intensiviert wurden.

Des Weiteren zahlen Lobbyisten Spendengelder an den G-BA. Diese fließen bei oder vor Entscheidungsfindungen in dem Gremium. Einzelne Fälle sind sogar belegt (Hinrichs / Nowak, 2005, S. 57). Daher kann konstatiert werden, dass sich mit dem G-BA als neuem machtvollem Organ der Selbstverwaltung, ein weiterer Adressat für Lobbyisten im Gesundheitswesen etabliert hat.

Tabelle 5: Spenden an politische Entscheidungsträger

Zusammenfassung der Veränderungen seit den 90ern:
• Auf Grund mangelnder Transparenz ist es nicht möglich herauszufinden, ob Spenden an politische Entscheidungsträger in den letzten Jahren zugenommen haben.
• Seit der Legitimierung des G-BA existiert eine neue Institution, die Adressat für Spendenzahlungen ist.

10.2.5 Schriftverkehr mit politischen Entscheidungsträgern

Schriftverkehr per Post oder per E-Mail als Ergänzung zu persönlichen Gesprächen mit politischen Entscheidungsträgern im Gesundheitswesen kann als weitere Diversifikation des Instrumentariums der Lobbyisten aufgefasst werden. Er ersetzt diese allerdings nicht. Schriftverkehr findet statt, um schon artikulierten Interessen erneut Ausdruck zu verleihen.

Der langjährige gesundheitspolitische Korrespondent der Süddeutschen Zeitung, Andreas Hofmann, äußerte 2002 in einem Vortrag, dass Pharmaverbände zum E-Mailen an die rot-grünen Abgeordneten, insbesondere an die Parlamentarier des Gesundheitsausschusses, aufgerufen hätten, als das Vorschaltgesetz beraten wurde. Die Nachricht an die Pharmafirmen hätte genaue Hinweise enthalten, »an welche Abgeordnete man sich wenden (müsse) und wie man die E-Mail so gestalten sollte, damit sie nicht als Rundbrief auffällt« (Rabbata / Rieser, 2006). Das zeigt, dass der Inhalt von E-Mails eigens auf bestimmte Abgeordnete abgestimmt und damit personalisiert wird. Lobbyisten verdeutlichen die Dringlichkeit eines Problems, indem sie eine Vielzahl von E-Mails versenden.

Der E-Mail-Verkehr hat seit den 90ern zugenommen. Grund dafür ist, dass diese Lobby-Maßnahme im Vergleich zu anderen Zeit- und Kostenvorteile bietet. Außerdem nützen mittlerweile alle Akteure im Gesundheitswesen einen E-Mail-Account. Selbst Formulierungshilfen werden inzwischen, im Gegensatz zu früher, zumeist per E-Mail in die Ministerien versandt. Allerdings werden nötige Absprachen hierfür zuvor durch persönliche Kontakte bzw. Gespräche mit den Beamten und Politikern getroffen. Die meisten Formulierungshilfen sind von Politikern gewollt, hilfreich und legitim, »aber die Grenzen zum unanständigen Verhalten sind fließend« (Fischer, 2007, S. 232). Die Lobbyisten versuchen größtmögliche ausformulierte Textpassagen in Gesetzte einzuspeisen. Dabei ist es wichtig nur das Nötigste zu verfassen, damit der Inhalt für politische Entscheidungsträger sofort ersichtlich ist (Jantzer, 2006).

Weil der Beamtenstab in den Ministerien durch die Bürokratisierung des Gesundheitswesens in den letzten Jahren mit mehr Expertise ausgestattet wurde, geht die Annahme von Formulierungshilfen seitens der politischen Entscheidungsträger zurück. Dadurch stieg die Anzahl der Positionspapiere, die Lobbyisten an die Beamten schicken. E-Mails und Briefe mit Argumenten, Positionspapieren und Formulierungshilfen werden vermehrt auf Beamte in Ministerien abgestimmt. Sie werden seltener an Parteien, Abgeordnete und die Regierung geschickt (Jantzer, 2006 und Einfeldt, 2004). Dies könnte auch ein Resultat daraus sein, dass die Bedeutung der Parteien abgenommen hat, während die Bedeutung der Ministerialbürokratie in den letzten Jahren zunahm. Lobbying über Post und vor allem per E-Mail hat zwar zugenommen, ist aber nur zusätzlich und ersetzt keine anderen Lobby-Maßnahmen.

10. Lobbying im Gesundheitswesen

Tabelle 6: Schriftverkehr mit politischen Entscheidungsträgern

Zusammenfassung der Veränderungen seit den 90ern:
• Der E-Mail-Verkehr wurde intensiviert. • Der Schriftverkehr mit Beamten gewinnt im Vergleich zum Schriftverkehr mit Abgeordneten an Bedeutung. • Die Anzahl der von Lobbyisten verschickten Positionspapiere ist stetig gewachsen.

10.2.6 Kompensationsgeschäfte

Ein Kompensationsgeschäft ist eine Art Tauschgeschäft zwischen politischen Entscheidungsträgern und Lobbyisten. Durch Kompensationsgeschäfte versuchen Lobbyisten vor allem die Durchsetzung von konkreten Einzelinteressen zu bewirken. Es geht dabei immer um bestimmte gesundheitspolitische Maßnahmen und Themen: Beispielsweise stellte Ende 2001 Ulla Schmidt ihr Arzneimittel-Sparpaket der Öffentlichkeit vor. Daraufhin schlugen Vertreter des VFA dem damaligen Bundeskanzler Gerhard Schröder ein Kompensationsgeschäft vor. »Als Gegenleistung für eine Einmal-Zahlung von 200 Millionen Euro an die Krankenkassen sollte die Bundesgesundheitsministerin ihre Pläne aufgeben, die Medikamentenpreise per Gesetz um vier Prozent zu senken.« Der Kanzler ging auf das Angebot ein. Dies wurde von Öffentlichkeit, Presse, einigen Politikern und sogar von Vertretern der Pharmaindustrie kritisiert. Hans Rüdiger Vogel äußerte sich zu dem Kompensationsgeschäft und nannte es »unseriös« (Rabbata / Rieser, 2006).

Es sind immer nur Einzelfälle dieser Art von Lobbyarbeit, die die Öffentlichkeit erreichen, da die Abwicklung dieser Kompensationsgeschäfte im Verborgenen erfolgt (Rabbata / Rieser, 2006). Springer Medizin, ein Fachportal für Ärzte und andere im Gesundheitswesen tätige Personen, stellt zum Beispiel Artikel online, die diese Art der Lobbyarbeit von Ärzten, Krankenhäusern, Pharmazeuten und Apothekern beschreiben (siehe www.springermedizin.de). Meistens jedoch sind Artikel, Berichte und Kommentare über das Thema geschützt. Das heißt, nur beim Springer Medizin Verlag registrierte Personen haben Zugriff auf die Informationen. Die Voraussetzung für die Registrierung ist eine berufliche Tätigkeit in den Bereichen Medizin oder Pharmazie. Bei der Registrierung verlangt Springer Medizin einen Berufsnachweis. Für alle anderen Personen sind die Artikel beim Springer Medizin Verlag, dem auch die Ärztezeitung angehört, nicht zugänglich. Dies ist nur ein Beispiel dafür, dass Lobbyismus im Gesundheitswesen oft intransparent ist. Deshalb ist es für Außenstehende kaum möglich, eine Aussage darüber zu treffen, ob Kompensationsgeschäfte zwischen politischen Entscheidungsträgern und Lobbyisten seit den 90ern zugenommen haben. Einzelne, der Öffentlichkeit zugängliche Beispiele zeigen allerdings, dass Kompensationsgeschäfte existieren.

Tabelle 7: Kompensationsgeschäfte

Zusammenfassung der Veränderungen seit den 90ern:
• Auf Grund mangelnder Transparenz ist es nicht möglich herauszufinden, ob Kompensationsgeschäfte zwischen Lobbyisten und politischen Entscheidungsträgern in den letzten Jahren zugenommen haben.

10.3 Beziehungsmanagement gegenüber Öffentlichkeit, Wissenschaft und Medien

10.3.1 Proteste, Drohungen und Kundgebungen

Lobbyistische Einflussnahme gegenüber politischen Entscheidungsträgern ist zwar nicht immer erfolglos, sie kann »jedoch die Grundrichtung politischer Entscheidung nicht beeinflussen« (Gerlinger, 2009, S. 48). Deshalb liegt der Trend der lobbyistischen Arbeit und der politischen Kommunikation seit den 90er Jahren vermehrt darin Öffentlichkeit, Wissenschaft und Medien von den eigenen Interessen zu überzeugen und dadurch Unterstützung zu erlangen (Speth, 2009, S. 229 und Saxer, 1998). Als Beispiel hierfür können die zahlreichen öffentlichen Kampagnen von Apothekern, Ärzten und Krankenhäusern dienen (Hütt et al., 2007 und Lehr / Visarius, 2009, S. 244). Die Form und Art des Lobbyismus gegenüber Dritten oder direkte Kommunikation mit politischen Entscheidungsträgern unterscheiden sich voneinander (Eckert et al., 2009, S. 287f). Lobbyismus gegenüber Öffentlichkeit, Wissenschaft und Medien ersetzt die direkte Lobbyarbeit gegenüber politischen Entscheidungsträgern nicht vollständig. Allerdings sind Lobbyisten zunehmend bereit, Konfrontationen und Konflikte mit Politikern und Beamten einzugehen. Vor allem Verbände geben an, dass Lobbyismus gegenüber der Öffentlichkeit seit den 90ern kontinuierlich zugenommen hat und wichtiger wird. Die Wahl der von Lobbyisten benutzten Mittel und Wege, um diese Art der Interessenvermittlung vorzunehmen, hängt unter anderem von ihren finanziellen und personellen Ressourcen sowie ihrem Organisationsgrad ab. Staatliche Akteure haben seit den 90ern mehr finanzielle Anreize geschaffen und verlassen sich vermehrt auf das egoistisch-rationale Handeln von Interessengruppen im Gesundheitswesen. Dadurch ist die Konfliktbereitschaft der Lobbyakteure gestiegen, ohne dass der Staat Maßnahmen zur Regulierung der Konflikte eingerichtet hat. Durch die zunehmende Integration von korporatistischen Arrangements »stellen die neuen Regulierungsmechanismen offenkundig kein funktionales Äquivalent bereit« (Gerlinger, 2009, S. 48f).

Laut Gerlinger (2009, S. 48) haben die Verbände der Ärzte noch immer die »größten Handlungsressourcen«. Diese verwenden Sie zur Mobilisierung und Überzeugung der Öffentlichkeit von ihren Interessen. Mediziner organisieren zunehmend Kampagnen. So zum Beispiel die »Kampagne für moderne Krebsdiagnose und gegen Zweiklassenmedizin«. Mit dieser Kampagne sollte der Öffentlichkeit eine neue Methode zur Bekämpfung von Krebs bekannt gemacht werden, gleichzeitig aber auch ein politisches Anliegen vermittelt werden. Bei den Kampagnen arbeitet die Ärzteschaft zum Teil mit Unternehmen aus der Pharmabranche und Therapiezentren zusammen (Will / Schütze, 2007).

Grundsätzlich ist es Medizinern nicht erlaubt, Streiks auszuüben. Dennoch gibt es Mittel und Wege, über die sie mit Arbeitsniederlegung drohen können (Frankfurter Allgemeine Zeitung, 17.12.2002). Dieses Drohpotential gegenüber Patienten und politischen Entscheidungsträgern ist bei Ärzten größer, als bei allen anderen Interessengruppen im Gesundheitswesen (Gerlinger, 2009, S. 48). In den letzten Jahren ist zu beobachten, dass die Ärzteschaft öfter als noch vor einigen Jahren mit Arbeitsniederlegung gedroht bzw. davon Gebrauch gemacht hat. Viele Mediziner nahmen bundes- und landesweit an Protesttagen mit Praxisschließungen teil. Sie organisierten gemeinsam Demonstrationen, Informationsveranstaltungen und Kundgebungen. Diese sind in den letzten Jahren fester Bestandteil der Lobbyarbeit von Ärzten geworden (Frankfurter Allgemeine Zeitung, 17.12.2002a).

Apotheker sind im Vergleich zu den Ärzten zahlenmäßig unterlegen und weniger einflussreich. Sie wählen aber dennoch die gleichen Protestmaßnahmen wie die Ärzteschaft. Allerdings verfügen sie wegen ihrer zahlenmäßigen Unterlegenheit über weniger Drohpotential. Deshalb ist es für sie schwerer, ihre Interessen effektiv gegenüber der Öffentlichkeit zu vermitteln. Die bundesweiten Protestaktionen richten sich zumeist gegen Sparpläne der Regierung. Ca. 11.000 Apotheker verhängten bundesweit die Schaufenster ihrer Läden. In größeren Städten schlossen sich Apotheker zusammen und protestierten vor den Landtagen. Die öffentliche Aufmerksamkeit ist größtenteils auf außergewöhnliche Aktionen gerichtet. Apotheker versuchen deshalb immer ausgefallenere Protestaktionen zu starten. 2002 stellten sie zum Beispiel Plakate mit »Todesanzeigen« in die Fenster ihrer Apotheken (Frankfurter Allgemeine Zeitung, 17.12.2002a).

Durch einzelne Kampagnen zu bestimmten Themen versuchen auch Pharmafirmen Mediziner im Gesundheitswesen von ihren Interessen zu überzeugen (Will / Schütze, 2007). Zudem nützen sie ihr Drohpotential. Sie drohen öffentlich mit Arbeitsplatzverlagerung in das Ausland, wenn politische Entscheidungsträger ihren Vorschlägen und Interessen nicht nachgeben. So drohten Pharmaunternehmen 2003 damit, Deutschland zu verlassen, wenn die Bundesregierung nicht ihre Pläne zur Positivliste für die Gesundheitsreform unter Gesundheitsministerin Ulla Schmidt (SPD) für das Jahr 2004 aufgeben würde. Die Drohung war erfolgreich, die Pharmaindustrie setzte ihre Interessen durch (Hinrichs / Nowak, 2005, S. 129).

Auch Krankenkassen haben erkannt, dass es nicht mehr so einfach wie vor einigen Jahren ist, durch direkten Lobbyismus gegenüber politischen Entscheidungsträgern ihre Interessen durchzusetzen und haben ihre Interessenvertretung gegenüber der Öffentlichkeit und den Medien verstärkt. Sie besitzen zwar keine derartigen Möglichkeiten durch Drohungen Druck zu erzeugen wie die Ärzteschaft, sie drohten aber dennoch mit dem Wegfall von zehntausenden Arbeitsplätzen. Dadurch versuchten sie die Regierung davon zu überzeugen, sie von den nächsten Nullrunden zu verschonen (Frankfurter Allgemeine Zeitung, 17.12.2002).

Außerdem gingen die Krankenkassen in der Gesundheitsreform 2007, wie auch die Ärzteschaft, öffentlich in Konfrontation mit politischen Entscheidungsträgern. Sie versuchten also nicht politische Entscheidungsträger von ihrer Meinung zu überzeugen, sondern organisierten eine bundesweite Anzeigenkampagne, in der sie offiziell die Pläne der Regierung zur Gesundheitsreform 2007 kritisierten. Dadurch sind sie in eine starke Auseinandersetzung mit dem BMG geraten (Gerlinger, 2009, S. 48).

Patienten- und Verbraucherorganisationen mobilisieren vermehrt die Öffentlichkeit.»Die Themen Gesundheit und Medizin sind für die Bürgerinnen und Bürger von wachsender Bedeutung«, weil sie die Menschen im Gegensatz zu »anderen Themen, wie Steuern, Arbeitsmarkt und Bildung«, existentiell betreffen. Sie erfahren über Medien mehr über Methoden, Therapien und Qualität der Leitungserbringer als noch vor einigen Jahren und suchen »bei Erkrankungen nach schnellen Möglichkeiten der Heilung und Wiederherstellung der Gesundheit«. Außerdem müssen sie häufiger Zuzahlungen für medizinische Leistungen zahlen, weil die Kassen weniger Leistungen übernehmen. Patienten organisierten zum Beispiel eine »Selbsthilfebewegung mit bis zu 100.000 Gruppen und 3 Mio. Mitgliedern«, und forderten damit eine noch bessere Vermittlung medizinischen Wissens (Speth, 2009, S. 231f). Manche Patientenzusammenschlüsse werden gegründet, um ein bestimmtes Thema in die Öffentlichkeit zu rücken oder um einen Verband zu kritisieren. Die Initiative Zahnarztnachwuchs kritisierte speziell den »Freien Verband Deutscher Zahnärzte«. Sie beschwerten sich darüber, dass die »Zahnärzte in die politische Isolation geführt worden« wären (Triesch / Ockenfels, 1995, S. 32). Das größte Druckpotential der Patienten besteht darin, dass sie ihren Unmut bei Wahlen zum Ausdruck bringen können (Frankfurter Allgemeine Zeitung, 17.12.2002).

Tabelle 8: Proteste, Drohungen und Kundgebungen

Zusammenfassung der Veränderungen seit den 90ern:
• Zunehmende Bereitschaft von Lobbyisten Konfrontationen und Konflikte mit Politikern und Beamten einzugehen.
• Lobbyismus gegenüber der Öffentlichkeit ist seit den 90ern kontinuierlich mehr und wichtiger geworden.
• Anstieg von Protesten (zum Beispiel Demonstrationen) und außergewöhnlichen Protestaktionen.
• Erhöhte Drohung mit bzw. Durchführung von Arbeitsniederlegungen.

10.3.2 Kontakte zu Akteuren des Gesundheitswesens

Die Ärzteschaft pflegt persönliche Kontakte zu Patienten und deren Angehörigen, mit denen sie in ihrem Berufsalltag ständig zu tun haben. Patienten besitzen zwar, wie schon erwähnt, wenig Macht in der politischen Entscheidungsfindung. Allerdings legen staatliche Akteure immer mehr Wert darauf, Patienten in politische Verhandlungen mit einzubeziehen. Außerdem sind Patienten die Leistungsempfänger und damit die Kunden der Ärzte. Es ist deshalb von Bedeutung für die Ärzteschaft Patienten positiv zu stimmen bzw. sie von ihren Interessen zu überzeugen. Durch den ständigen Kontakt mit Patienten können Ärzte leicht Beziehungsmanagement gegenüber Patienten betreiben, in dem sie die Patienten zum Beispiel durch persönliche Gespräche auf bestimmte Themen aufmerksam machen. Unterstützend platzieren Ärzte zum Beispiel Plakate in Wartezimmern, die die Interessen der Ärzteschaft darstellen. Die Plakate spiegeln allgemeine Ärzteinteressen wieder, richten sich aber manchmal auch gegen Reformvorhaben von bestimmten Politikern oder Parteien. Durch Plakataktionen soll persönlichen Gesprächen Nachdruck verliehen werden (Triesch / Ockenfels, 1995, S. 110).

Auch die Pharmafirmen bemühen sich in den letzten Jahren vermehrt um die Sympathie der Patienten, Verbraucher und deren Verbände. Diese sollen durch persönliche Kontakte von ihren Interessen überzeugt werden (Fischer, 2007, S. 230f). Verbraucher- und Patientenverbände wurden in den letzten

Jahren unter anderem durch deren Einzug in den G-BA gestärkt. Um diesem stärkeren Einfluss zu begegnen, werden Patienten als Konsumenten und damit Käufer von Medikamenten seit einigen Jahren in Selbsthilfegruppen vermehrt auf Pharmaprodukte hingewiesen. Zusätzlich unterstützen Pharmafirmen Selbsthilfegruppen finanziell, im Gegenzug empfehlen die Gruppen dann nur die Medikamente des Sponsors. So werden Patienten schnell und leicht abhängig von einzelnen Anbietern und Produkten gemacht (Fischer, 2007, S. 230f). Laut der Patientenverbände haben sie in den letzten Jahren immer mehr damit zu kämpfen, dass gesetzliche Werberegeln für verschreibungsfreie Medikamente umgangen werden. Sanktionen werden auf Grund der Interessen der Werbewirtschaft selten verhängt (Speth, 2009, S. 231f).

Für Pharmaunternehmen ist es durch das Heilmittelwerbegesetz nicht erlaubt, Werbung für rezeptpflichtige Produkte zu schalten. Sie dürfen ihre Produkte zudem nicht direkt an Patienten verkaufen. Deshalb ist es für die Hersteller besonders wichtig, persönliche Kontakte zu Leistungserbringern wie Ärzten, die Rezepte ausstellen, herzustellen. Da die Selbstverwaltung in den letzten Jahren gestärkt wurde, ist der Umfang der Lobbyarbeit der Pharmafirmen gegenüber medizinischen Leistungserbringern gestiegen. Ärzte, Apotheker und Krankenhäuser erhalten kostenlos »Gutachten, Sonderrabatte, die Fachpresse oder Kongresse mit Fachvorträgen, außerdem Fernsehauftritte und ähnliches« (Martiny, 2006, S. 224). Durch Zahlung von Umsatzprovisionen versucht die Industrie, von ihren Arzneimitteln, medizinischen Analysen oder Therapiegeräten zu überzeugen. Im Gegenzug sollen Mediziner und Krankenhausträger sich in Verhandlungen für die Industrie einsetzten, indem sie vermehrt ihre Medikamente verschreiben bzw. ihre Therapien in Krankenhäusern anwenden (Sieber / Walter, 2003).

Des Weiteren werden medizinische Weiter- und Fortbildungen von Pharmaunternehmen finanziert, um persönliche Kontakte herzustellen. Dabei sorgen Pharmafirmen dafür, dass die Themen und Redner der Veranstaltung nur positives über die Produkte der Pharmahersteller kommunizieren. Die größte Aufmerksamkeit der Pharmaindustrie gilt dabei den Hausärzten und Internisten, da diese die meisten Medikamente verschreiben. Des Weiteren sind Chefärzte und Verbandsfunktionäre bevorzugte Adressaten, da diese großen Einfluss auf die niedergelassenen Ärzte haben (Jantzer, 2006, S. 241f).

Weil die Selbstverwaltung in den letzten Jahren mehr Macht bekommen hat, rentiert es sich für Pharmafirmen vermehrt, Pharmareferenten mit Marketinggeschenken für Ärzte auszustatten. Da Ärzte keine Amtsträger sind, ist Bestechung leichter möglich. Diese lässt sich zudem schwer nachweisen. Die Arztpraxen werden damit zum Ort der Beeinflussung. Laut Martiny (2006, S. 225) wurde ein »Verhaltenskodex aus dem Jahr 2004, den der Verband forschender Arzneimittelhersteller aufgestellt hat, ... sogar durch das Bundeskartellamt >>abgesegnet<<.« Durch den Kodex sollen Mängel im Marketing der Pharmahersteller behoben werden. Allerdings glaubt der Vorstand der Arzneimittelkommission nicht daran, dass dadurch Missstände aufgehoben werden. Niedergelassene Ärzte bekommen von Pharmareferenten Provisionen, wenn sie bestimmte Produkte verordnen. Aber auch Mediziner in Kliniken erhalten für die Anforderung oder Verschreibung von speziellen Präparaten Honorare von Pharmaherstellern. Somit bekommen die Ärzte einen kleinen Teil ihres Einkommens von den Unternehmen (Martiny, 2006, S. 230). Die finanziellen Kürzungen für Ärzte haben dazu geführt, dass Mediziner vermehrt Provisionen und Honorare von Pharmaherstellern annehmen (Jantzer, 2003a, S. 6f).

Um Kontakte zu Medizinern herzustellen benutzen Pharmafirmen vermehrt Maßnahmen, die nichts mit der Gesundheitsbranche zu tun haben. So hat der in München ansässige Pharmakonzern SmithKline Beecham zusammen mit anderen Pharmafirmen, Medizinern luxuriöse Wochenend-Events spendiert. Zu diesen gehörten Formel-1-Rennen und das Endspiel der Fußball-Weltmeisterschaft 1998 in Paris. Die Events wurden als Fortbildungsveranstaltungen getarnt (Jantzer, 2003a, S. 6f). Insgesamt steigen die Gelder, die Pharmafirmen ausgeben, um ihre Kontakte zu Medizinern zu stärken. Die Grenzen zu illegalen Maßnahmen sind dabei fließend. Zugute kommt den Pharmaunternehmen, dass Polizei und Staatsanwälte nicht ausreichend Personal haben, um unerlaubte Lobbytätigkeiten zeitnah und sorgfältig aufzuklären. Zudem beschäftigen Lobbyisten sehr gute Anwälte. Zwar unterhalten die Justizministerien Abteilungen, welche sich mit »Ärztebetrug« auseinandersetzen. Allerdings mussten diese Abteilungen mangels Budget die Anzahl der beschäftigten Staatsanwälte reduzieren (Jantzer, 2006, S. 242f).

Tabelle 9: Kontakte zu Akteuren des Gesundheitswesens

Zusammenfassung der Veränderungen seit den 90ern:
• Lobbyismus gegenüber Akteuren des Gesundheitswesens ist seit den 90ern kontinuierlich mehr und wichtiger geworden, da diese durch die Stärkung der Selbstverwaltung mehr Macht erhalten haben.
• Vor allem die Lobbyarbeit der Pharmafirmen gegenüber medizinischen Leistungserbringern ist gestiegen.
• Lobbyisten geben mehr Gelder aus, um Kontakte zu Akteuren des Gesundheitswesens zu stärken.

10.3.3 Kontakte zu wissenschaftlichen Einrichtungen und Wissenschaftlern

Lobbyisten stärken Kontakte zu medizinischen Fakultäten, Universitätskliniken und wissenschaftlichen Gesellschaften. Gerade die wissenschaftlichen Institute gewannen in den letzten Jahren an Bedeutung, da sie mehr Kompetenzen bekommen haben und ihre Untersuchungsergebnisse als Grundlage für Entscheidungen von Ausschüssen etc. dienen. Institute, wie das Institut für Qualität und Wirtschaftlichkeit oder das BafArM sind seit den 90ern zunehmend zum Ort der Beeinflussung geworden. Aber auch viele andere, kleinere Institute, wie die Bertelsmannstiftung oder das zentrale Institut der Apotheker werden von Lobbyisten des Gesundheitswesens finanziert. Die Institute bekommen Gelder für Forschungszwecke. Sie wollen diese auf Dauer sicherstellen und erstellen deshalb Studien, welche die Interessen der Lobbygruppen zum Ausdruck bringen (Martiny, 2006, S. 224f). Die Institute gewinnen im Gesundheitswesen immer mehr an Bedeutung, wurden als Ort des Lobbying aber bislang in der traditionellen Lobbyismus-Theorie vernachlässigt (siehe *Kapitel 6.2*). Die Theorie beschränkt sich vor allem auf Ministerien, Parlamente und Ausschüsse als potentielle Orte der Beeinflussung.

Leistungserbringer versuchen vermehrt ihre Kontakte zu Professoren an Universitätskliniken zu stärken. Sie sponsern ihnen »Dienstreise(n), Fachvorträge, Kongressbesuche«. Nach Angaben der genannten Institute im Gesundheitswesen arbeiten diese mit Professoren von Universitäten zusammen. Pharmaunternehmen haben es besonders leicht, diese zu beeinflussen, da sie im Gegensatz zu Fachärzten in Krankenhäusern, die der Aufsicht des Krankenhausträgers unterliegen, von niemandem beaufsichtigt werden. Durch die Beeinflussung der Universitätsmitarbeiter erhoffen sich Pharmahersteller ihre Drittmittelprojekte in die Tat umzusetzen sowie Gutachten und Forschungsberichte die zu ihren Gunsten ausfallen (Martiny, 2006, S. 224f). Pharmafirmen versuchen durch »selektives Sponsern erwünschter Forschungsgegenstände und/ oder klinischer Studien« die wissenschaftliche Forschung zu ihren Gunsten zu lenken (Martiny, 2006, S. 229).

Zudem fördert die Industrie wissenschaftliche Kongresse. Durch diese Förderung versuchen Pharmafirmen, Informationen zu generieren bzw. den Informationsfluss zu lenken. Nicht weiter wissenschaftlich kontrollierte und geprüfte Kongressmitteilungen ohne doppelt-blindes wissenschaftliches Begutachtungsverfahren (»Double-blind Peer-Review-Verfahren«) (Seidenfaden, 2007, S. 15) werden zusätzlich zu Marketingzwecken transparent gemacht (Martiny, 2006, S. 229f). Auch nach der Zulassung eines Arzneimittels werden Gutachten, klinische Studien und Tendenzuntersuchungen gesponsert. Die »Verflechtung zwischen wissenschaftlichen und materiellen Interessen aller Beteiligten (ist dabei) nicht transparent« (Martiny, 2006, S. 230).

Unabhängige wissenschaftliche Institute haben an Bedeutung im Gesundheitswesen gewonnen. Daher bauen Lobbyisten im Gesundheitswesen die Beziehungspflege zu Instituten und Wissenschaft seit den 90ern konsequent zu ihrem Vorteil aus. Für die Durchsetzungskraft der Lobbygruppe der Pharmaindustrie ist dies bedeutend, da sie nicht Teil der Selbstverwaltung ist bzw. nicht an der Entscheidungsfindung in Gremien und Beschlussorganen teilnehmen kann. Somit waren die Lobbygruppen vor allem in den letzten Jahren gezwungen, andere Wege und Möglichkeiten für das Artikulieren ihrer Interessen gegenüber den Verbänden, die in die durch Reformen gestärkte Selbstverwaltung eingebunden sind, zu finden.

Tabelle 10: Kontakte zu wissenschaftlichen Einrichtungen und Wissenschaftlern

Zusammenfassung der Veränderungen seit den 90ern:
• Wissenschaftliche Institute haben mehr Kompetenzen erhalten und sind deshalb seit den 90ern zunehmend zum Ort der Beeinflussung geworden. • Lobbyisten stärken Kontakte zu Wissenschaftlern. • Lobbyisten, vor allem die der Pharmaindustrie, geben mehr Geld für Beziehungsmanagement gegenüber Wissenschaftlern und für Studien von wissenschaftlichen Instituten aus.

10.3.4 Beziehungsmanagement über alte und neue Medien

Obwohl Lobbyakteure verdeckten Lobbyismus betreiben, sind sie durch den Bedeutungsgewinn der Medien seit den 90er Jahren gezwungen, ihre Interessenvertretung verstärkt auch über diese öffentlich zugänglichen Kanäle zu betreiben (Speth, 2009, S. 229 und Steinmann, 2007). Politikwissenschaftler nennen diese Entwicklung »Mediokratie« (Meyer, 2001). Politische Entscheidungsträger nutzen zumeist Print- und TV-Medien, um sich selbst zu inszenieren (Eckert, 2010).

Lobbyisten im Gesundheitswesen nutzen Massenmedien als Druckmittel, um ihre Interessen durchzusetzen. Gerade im Gesundheitswesen werden Medien vermehrt zu Adressaten für die Vermittlung und Vertretung von Interessen (Alemann / Eckert. 2006).

Zu den wichtigen Medien, die für lobbyistische Tätigkeiten genutzt werden zählen laut Lehr und Visarius (2009, S. 236):
- die Yellow Press »von Bild bis Bunte«
- Reportagen, Magazine, Talkshows und Nachrichtensendungen im Fernsehen
- große Tageszeitungen wie die Frankfurter Allgemeine, die Süddeutsche, das Handelsblatt etc.
- Fachinformationsdienste und freie Informationsdienstleister
- Zeitungen, Zeitschriften und Magazine der Verbände bzw. verbandsnaher Institutionen
- die »neuen Medien«, also »Internetbasierte Informationen und Informationssysteme aller Art«.

Diese Medien wurden verstärkt zur Beeinflussung der Öffentlichkeit durch zum Beispiel Krankenversicherer, den Deutschen Apothekenverband und Verbänden der Ärzteschaft während der letzten Gesundheitsreformen instrumentalisiert (Hütt et al., 2007).

Es ist für Lobbyisten wichtiger geworden, Patienten und deren Vertreter zu überzeugen, weil sie in Gremien korporatistischer Prägung wie dem G-BA eine Position eingenommen haben und von staatlichen Akteuren zunehmend in das politische Geschehen eingebunden werden. Durch die genannten Medien haben Leistungserbringer und Kassen den besten Zugang zu Patienten und Verbrauchern. Lobbyismus über Medien ist folglich die Antwort der Lobbyisten auf den erschwerten Zugang zu politischen Entscheidungsträgern seit den 90ern.

Verbände und Public-Affairs-Agenturen als neuere Akteure im Gesundheitswesen stimmen ihre politische Kommunikation stark auf Massenmedien ab. Sie bereiten für Leistungserbringer Informationen für Newsletter, Zeitschriften oder Blogs auf (Speth, 2009, S. 230). Insgesamt steigen die Etats, die Verbände und Unternehmen im Gesundheitswesen für Kommunikation über Medien ausgeben. Zusätzlich stimmen sie ihre gesamten organisatorischen Abläufe besser auf das Lobbying über Medien ab (Kreyher, 2004). Auch Politiker und Beamte nutzen Medien vermehrt, um ihre Positionen zu vertreten und um Akzeptanz von der Bevölkerung zu erlangen. Dieses Nutzungsverhalten führt zu stärkerem Einsatz von medien-gestützten Lobbying-Maßnahmen durch die Interessenvertreter (Speth, 2009).

10. Lobbying im Gesundheitswesen

10.3.4.1 Yellow Press und TV

Die Yellow Press und das Fernsehen werden vermehrt zur Kommunikation gesundheitspolitischer Interessen verwendet. Sie sprechen hauptsächlich den Teil der Bevölkerung an, der sich nicht unmittelbar für Politik interessiert und mit Schlagzeilen leicht beeinflusst werden kann. Durch Titel in der Yellow Press »mit Hinweisen auf eine schlechtere Versorgung, »Zwei Klassen-Medizin«, katastrophale Situationen in Krankenhäusern und Pflegeheimen usw.« werden viele Menschen angesprochen, »denn jeder ist davon direkt oder in seinem persönlichen Umfeld betroffen« (Lehr / Visarius, 2009, S. 238).

Lobbyisten sorgen dafür, dass über allgemeine propagierende Themen berichtet wird. Eine differenzierte Berichterstattung ist für das Erlangen einer breiten und positiven Aufmerksamkeit nicht zielführend (Lehr / Visarius, 2009, S. 238). So veröffentlichte der VFA zum Beispiel die allgemein gehaltene Anzeigenkampagne »Forschung ist die beste Medizin« (Gerlinger, 2009, S. 48).

Zur Lobbyarbeit im Gesundheitswesen gehört, dass nur die Interessen der Lobbyisten, nicht aber die Interessengruppen selbst in den Artikeln zu erkennen sind. Es soll einfach eine bestimmte, meist negative Stimmung in der Bevölkerung verstärkt werden. Die Yellow Press gewinnt »einen erheblichen Einfluss auf Themen der Versorgungspolitik.«. Die Lobbyisten, die hinter den Schlagzeilen der Yellow Press stehen, können nur in Einzelfällen erkannt werden. Dazu müssen die Verbände oder Vertreter von Interessengruppen, welche in den Verlagen oder Redaktionen intervenieren, identifiziert werden können. Sie sind jedoch bemüht, dass die Kommunikation mit den Verlagen nicht öffentlich wird, da sie sich bewusst sind, dass die Informationen in der Yellow Press nicht wissenschaftlich sind und auch nicht immer realitätsgetreu wiedergegeben werden. Laut Lehr und Visarius (2009, S. 238f) sind die Schlagzeilen in der Yellow Press auch deshalb von Bedeutung, da die etwas seriöseren Medien oftmals die Themen der Yellow Press aufnehmen. Damit entsteht ein Multiplikatoreffekt. Die Schlagzeilen der Yellow Press finden sich dann in aufgearbeiteter Form in Nachrichten der Fernsehsender oder in politischen Magazinen wieder.

Nachrichten und andere Sendungen im TV greifen gerne Gesundheitspolitik auf, wenn sie Themen der Versorgung anspricht. Strukturpolitische Themen der Gesundheitspolitik sind für Fernsehen und Yellow Press weiterhin komplexitätsbedingt uninteressant. Daher haben diese Medien auf die Diskussion dieser Themen wenig Einfluss und sind deshalb für Lobbyarbeit nur von geringer Relevanz. Im Fernsehen hat in den letzten Jahren »eine Verschiebung der Einflussmöglichkeiten zugunsten der Privatsender stattgefunden« (Lehr / Visarius, 2009, S. 241). Patienten- und Verbraucher nutzen die Informationen der Leistungserbringer und Kassen in der Yellow Press. Sie sind am empfänglichsten für die auflagenstarke Boulevard-Presse, aber auch die im nächsten Kapitel *(10.3.4.2)* genannten großen Tageszeitungen, sowie die öffentlich rechtlichen Rundfunksendungen werden vor allem von Patienten- und Verbraucherorganisationen genutzt, um Informationen zu generieren, zu überarbeiten und über das Internet weiter zu geben (Speth, 2009, S. 231f). Ihre Interessen artikulieren sie zumeist durch direkte Antwort auf bestimmte Artikel oder Sendungen, in Kommentaren, Leserbriefen oder durch Anrufen in Rundfunksendungen (Frankfurter Allgemeine Zeitung, 17.12.2002).

10.3.4.2 Tageszeitungen

Tageszeitungen als »seriöse« Printmedien werden von Lobbygruppen und auch von politischen Entscheidungsträgern »gezielt und selektiv einzeln bedient« (Lehr / Visarius, 2009, S. 239). Es werden dazu meistens keine Gespräche mit den Redaktionsmitgliedern geführt, sondern fertige Schriftstücke mit viel informativem Inhalt an die Redaktionen und Verlage geschickt. Es ist zu beobachten, dass in den letzten Jahren die bereitgestellten Texte komplett übernommen werden oder sogar einzelne, vom Journalisten geänderte Textteile sofort erkennbar sind. Die Journalisten in den großen Tageszeitungen sind zumeist auf Grund der Komplexität des Gesundheitswesens keine gesundheitspolitischen Experten. Sie befürchten, sich durch Textänderungen bei den Interessengruppen unbeliebt zu machen und dann keine kostenlosen und fertig verfassten Informationen mehr zu bekommen. Des Weiteren haben die Zeitungen, wie öffentlich bekannt, Tendenzen zu bestimmen politischen Richtungen (Lehr / Visarius, 2009, S. 240f). Beispielsweise gilt die Süddeutsche Zeitung als »links orientiert«, was auch Auswirkungen auf die Art der Informationen und gesundheitspolitischen Interessen hat, die die Zeitung veröffentlicht. Die Lobbyarbeit der Interessenvertreter ist also von der politischen Orientierung des Verlages der Tageszeitung abhängig. Inhalte und Interessen müssen deshalb der politischen Orientierung eines Verlages angepasst werden. Lobbyisten müssen sich außerdem immer erkundigen, ob sich Strukturen in Verlangen ändern. Wenn zum Beispiel eine neue Verlagsleitung eingestellt wird, muss durch Beziehungsmanagement zum Verlag herausgefunden werden, welche Einstellungen diese vertritt. Gegebenenfalls müssen dann zukünftige Artikel für die Zeitungen anders verfasst werden (Lehr / Visarius, 2009, S. 240f).

10.3.4.3 Zeitungen, Zeitschriften und Magazine der Verbände

Die Zeitungen, Zeitschriften und Magazine von Verbänden vermitteln klare Positionen zu bestimmten Themen, die sich auch im Laufe der Zeit fast nicht geändert haben. Die Verbände nutzen diese Medienkanäle, um ihre Adressaten, hauptsächlich die Verbandsmitglieder, zu informieren und um ihre Verbands-Philosophie zu unterstreichen. Dabei werden aber nicht nur die Interessen der Mitglieder weitergetragen. Die Lobbyarbeit der Verbandsvertreter gegenüber ihren eigenen Mitgliedern besteht darin die Interessen der Funktionäre weiterzugeben, ohne dass die Adressaten sich dieser Interessenweitergabe bewusst sind. Die Mitglieder sollen immer in dem Glauben gehalten und darüber informiert werden, dass der Verband die Interessen seiner Mitglieder möglichst exakt vertritt (Lehr / Visarius, 2009, S. 240).

Vor allem die Krankenkassen bringen regelmäßig auflagenstarke Mitgliederzeitschriften auf den Markt. In den Artikeln und Berichten der Zeitschriften platzieren sie geschickt und überzeugend ihre Interessen und Argumente, um die Leser von ihren Meinungen zur Gesundheitspolitik zu überzeugen. Die Zeitschriften senden sie an fast alle deutschen Haushalte und erzielen dadurch eine große Reichweite. Laut Gerlinger (2009, S. 48) nutzten die Krankenkassen diese Art der Interessenvertretung bei der «Auseinandersetzung zur Gesundheitsreform 2007» verstärkt.

Zudem stellen Pharmaverbände und Apothekerschaft eigene Verbandsmagazine her, die sie dann in Wartezimmern von Ärzten auslegen. Die Informationen werden so dargestellt, als wären sie fachlich und wissenschaftlich erarbeitet, damit Patienten ihnen eine hohe Glaubwürdigkeit beimessen und der Arzt zustimmt, dass die Hefte in seinem Wartezimmer ausgelegt werden. Auch dies ist ein weiterer Indikator dafür, dass die Praxen zum Ort der Beeinflussung werden (Martiny, 2006, S. 225f).

10.3.4.4 Fachinformationsdienste und freie Informationsdienstleister

Die Abhängigkeit der Fachinformationsdienste und freien Informationsdienstleister hängt von ihren Werbekunden, der Anzahl der Leser mit Fachwissen über gesundheitspolitische Themen und ihrer Finanzierungsstruktur ab. Diese Informationsdienstleister haben im Vergleich zu Verbänden und

Verlagen relativ wenig Personal. Außerdem verfügen sie über »eine auf das Fachpublikum limitierte und des Systems kundige Leserschaft« (Lehr / Visarius, 2009, S. 240). Es ist zu erkennen, dass die Berichterstattung vermehrt abhängig von den Werbekunden geworden ist. Gleichzeitig verfügen sie über eine gebildete Leserschaft, die abhängige Berichterstattung erkennt. Durch unabhängige Informationen und Analysen könnten diese Medien ihren Adressatenkreis erweitern. Außerdem würden die Leser dadurch umfassender und qualitativ hochwertiger informiert. Der Medien-Markt hat sich seit den 90ern kontinuierlich vergrößert. Durch den verstärkten Wettbewerb und die damit verbundenen Finanzierungshürden sind die Dienste abhängiger von ihren Werbekunden geworden. Dadurch haben es Lobbyisten leichter, ihre Interessen zu veröffentlichen. »Typisch für viele dieser Medien ist, dass Information, Analyse und Kommentierung ineinander überlaufen, sie also keine reinen Informationsdienste sind« (Lehr / Visarius, 2009, S. 240). Folglich müssen Lobbyisten die Veröffentlichungen der Dienste genau analysieren, um auf Kommentare reagieren zu können. Hierbei ist die Aufbereitung von Material und Wissenschaftlichkeit der Informationen auf Grund des Fachpublikums von großer Bedeutung. Es gibt sehr wenige »freie« Fachinformationsdienste. Deren Informationen werden vor allem in kleinen Fachkreisen genutzt. Die breite Öffentlichkeit interessiert sich weniger für die Informationen der freien Dienste. Allerdings gibt es bis dato noch keine wissenschaftlichen Untersuchungen darüber, wie groß ihr Einfluss tatsächlich ist. Für Fachinformationsdienste sind Reformen in der Gesundheitspolitik relevant, da während eines Wandels im Gesundheitswesen die Werbeeinnahmen und die lesende Kundschaft zunehmen. Der Etat, den Lobbyisten für Kommunikation über Fachinformationsdienste und Informationsdienstleister aufwenden hat sich in den letzten Jahren im Schnitt allerdings kaum verändert (Lehr / Visarius, 2009, S. 240).

10.3.4.5 Neue Medien

Die Gesundheitsreform 2007 hat gezeigt, dass klassische Medien zwar von den Interessengruppen genutzt werden, die Rezeption dieser Medien allerdings zugunsten schneller, internetbasierter Informationsbereitstellung abgenommen hat (Eckert, 2010 und Bandelow / Schade, 2008, S. 101). Medien werden von Interessengruppen anders genutzt als noch vor einigen Jahren, auch wenn Politiker noch immer Print- und TV-Medien zur Eigendarstellung bevorzugen (Lehr / Visarius, 2009, S. 241). Das Internet ist mittlerweile verstärkt zum Ort für Lobbying geworden. Dies liegt zum Einen daran, dass immer mehr Menschen das Netz als Plattform nutzen. Zum Anderen ist es dort besonders einfach Gesetze zu umgehen bzw. schwer nach zu verfolgen, wer was wann beworben hat (Martiny, 2006, S. 226).

Das Internet bietet für interessierte Nutzer eine Vielzahl an öffentlich zugänglichen Informationen. Personen können Informationen, die sie aus den Medien rezipieren einfach im Internet weiterverbreiten und um eigene – gegebenenfalls kritisierende – Aspekte ergänzen. Der »Bürger-Journalist« ist als neuer Akteur entstanden, der Interessen vermittelt. Deshalb gilt es verstärkt ihn zu überzeugen (Speth, 2009, S. 230). Es gibt immer mehr Medienformate wie zum Beispiel Weblogs, in welchen Informationen veröffentlicht und kritisch kommentiert werden können (Koch / Richter, 2009, S. 24f). Gleichzeitig werden reichweitenstarke Leitmedien weniger genutzt. Dadurch entstehen Teilöffentlichkeiten mit eigenen Rezeptionsgewohnheiten. Sowohl die Teilöffentlichkeiten selbst, als auch deren Rezeptionsverhalten sind für Lobbyisten schwer steuerbar (Schmidt-Deguelle, 2004, S. 394). Die öffentliche Mobilisierung ist im Vergleich zu Überzeugungsarbeit in privaten (Einzel-)Gesprächen wesentlich risikoreicher für Lobbyisten im Gesundheitswesen geworden. »Das Gegenüber ist ... nicht eine begrenzte Zahl berechenbarer Akteure, sondern eine große, diffuse Gruppe.« Jede Person kann sich »als gesundheitspolitischer Experte fühlen«. Das ist in den letzten Jahren zunehmend zum Problem geworden, weil nicht wissenschaftlich begründete Interessen genau so leicht über das Internet verbreitet werden können wie wissenschaftlich fundierte Studienergebnisse. Der gesundheitspolitische Prozess wird durch die internet-gestützte Mobilisierung der Öffentlichkeit beeinflusst und verändert (Eckert et al., 2009, S. 287f).

Beispielsweise ist der Bundestagsabgeordnete und langjährige Vorsitzende des Gesundheitsausschusses, Klaus Kirschner (SPD) der Meinung, dass Lobbyismus über neue Medien zunimmt. Es ist leicht im Internet Meinungen zu verbreiten. Immer mehr Interessengruppen würden ihre Angelegenheiten, die meist undurchsichtiger sind als die von etablierten Vertretern von Verbänden, über die Medien verbreiten und Einfluss auf die Bevölkerung nehmen. Kirschner nennt »einen bekannten jungen Professor[5], der immerzu die eigenverantwortliche Krankheits- und Altersabsicherung propagiere, selbst aber aus Steuergeldern gut abgesichert sei und zudem in Aufsichtsräten von Versicherungen sitze, deren Geschäft er – scheinbar neutral – befördere. Solche Leute betreiben einen brutalen Lobbyismus über die Medien«, kritisiert Kirschner außerdem. Sie brächten immer neue Vorschläge in die Debatte, die

---

5   Der Name des Professors wurde von Herrn Kirschner nicht genannt.

von den konkurrierenden Journalisten begierig aufgegriffen würden, und erhöhten so den Druck auf die Politik (Rabbata / Rieser, 2006).

Leistungserbringer, also Industrie, Apotheker, Ärzte und Krankenhäuser, nutzen das Internet um zu zeigen, dass sie im Sinne und Wohl der Patienten handeln. So erhoffen sie sich Sympathien der Öffentlichkeit. Allerdings ist das Internet für finanz- und personalschwache Interessengruppen wie Patienten, Verbraucher und ihre Verbände wichtiger. Sie bekommen die Chance, ihre Interessen über das Internet öffentlich zu vertreten. Für aufwendige Lobbyarbeit fehlen ihnen zumeist finanzielle Ressourcen (Eckert et al., 2009, S. 292). Vertreter von Patienten und Verbrauchern nutzen zur Verbreitung ihrer Interessen soziale Onlinenetzwerke, die sich in den letzten Jahren etabliert haben (Eckert et al., 2009, S. 291). Die Netzwerke sind auch unter den Begriffen Social-Network-Dienste oder Online Social Networks bekannt. Sie sind eigens dafür entwickelt worden, Menschen miteinander zu verbinden. Zu den bekanntesten Social Networks zählen Facebook und XING. Unterstützt wird die Informationsverbreitung von Microblogging-Diensten, deren bekanntester Vertreter Twitter darstellt (Ebersbach et al., 2008, S. 79ff). Diese Dienste machen es möglich Nachrichten zu schreiben, die zur gleichen Zeit »von einer theoretisch unbegrenzten Anzahl von Nutzern verfolgt werden können« (Eckert et al., 2009, S. 291). Nach einer Studie der Webevangelisten (2011) ist die Zahl der Twitter-Nutzer im deutschsprachigen Raum allein zwischen April 2009 und September 2011 von 62.000 auf 550.000 gestiegen. Weltweit sind über 25 Millionen Menschen dort registriert und die Zahl der Mitglieder steigt ständig. Es werden durch die Onlinenetzwerke immer mehr Bevölkerungsteile in die politische Beeinflussung mit einbezogen. Dies wird als neue Form des »Grassroots Lobbying« bezeichnet. Durch Social Networks werden die Menschen zu Meinungsmultiplikatoren im öffentlichen Raum. »Nachvollziehbare Themen gewinnen an Relevanz in der Beeinflussung der öffentlichen Meinung« (Eckert et al., 2009, S. 291). Die Netzwerke sind zum Ort für Lobbyismus im Gesundheitswesen geworden.

Lobbyisten im Gesundheitswesen sorgen dafür, dass über Internet transportierte Inhalte der Logik des Mediensystems folgen. Diese Logik stellen sie durch eine verständliche Aufbereitung der zu kommunizierenden Inhalte sicher und generieren somit einen Nachrichtenwert. Dadurch wollen sie erreichen, dass die Adressaten – hier also die interessierten Internetnutzer – auf die Informationen aufmerksam werden. Bandelow / Schade (2008, S. 101f) und Lehr / Visarius (2009, S. 138f) zeigen anhand des GKV-Wettbewerbsgesetz und allgemein anhand gesundheitspolitischer Themen, dass Lobbyisten im Gesundheitswesen neue Medien hauptsächlich zur Übermittlung von finanzierungs- und versorgungsrelevanten Gesichtspunkten nutzen. Dabei gehört es zur Arbeit der Interessenvertreter die oft komplexe Information an die Medienlogik, also an das Verständnis der Medien-Konsumenten, anzupassen (Eckert et al., 2009, S. 292).

Durch die neuen Medien – insbesondere durch soziale Netzwerke – ist es Lobbyisten zudem möglich geworden, das sogenannte Feedback-Element zu nutzen. Dies wird vor allem von Leistungsanbietern und Krankenkassen praktiziert. Die alten Medien – Fernsehen, Rundfunk und Zeitschriften – schließen es mit wenigen Ausnahmen aus, dass die Adressaten der Lobbyisten – insbesondere Patienten und Verbraucher – ihre Bedürfnisse direkt äußern und diese den Lobbyisten zugänglich werden. »Das internetbasierte Many-to-One-Prinzip« ermöglicht, dass Adressaten zielgerichtet auf Veröffentlichungen bzw. Interviews, Artikel, Werbung etc. der Lobbyisten antworten können. Anschließend haben die Lobbyisten die Möglichkeit auf eingegangenes Feedback zu reagieren. Sie können ihre Lobbying-Strategie diversifizieren oder Kritik mit passenden Argumenten sofort entkräften. Somit wird die Lobbyarbeit effektiver und Missverständnisse werden vermieden. Die direkte »Kommunikation ... in der Gesundheitspolitik (ist) verstärkt zum Wettbewerbsfaktor« geworden. Die Akteure müssen allerdings sorgfältig Form und Inhalt ihrer Antworten, welche im Internet veröffentlicht werden, überprüfen. Unangemessenes Auftreten – zum Beispiel durch ausweichende und »unehrlich empfundene« Antworten – kann zu massiven Reputationsschäden führen (Fischer / Jakob, 2009, S. 243ff).

Die »transsektorale Verhandlungsmaschinerie« gerät durch die neuen Medien unter Druck (Döhler, 2003, S. 33). Patienten als großer Teil der Öffentlichkeit haben die Möglichkeit bei gesundheitspolitischen Themen mitzuwirken. Sie können über das Internet Druck auf Verhandlungen ausüben. Während vor einigen Jahren in diesen Verhandlungen lediglich Sektor-, Standes- und Wettbewerbsinteressen thematisiert wurden, sind Patienten nun in der Lage, Themen wie Qualität und Effizienz der Versorgung über das Internet in die Diskussion einzubringen (Etgeton, 2009). Die neuen Medien tragen so zu einem »öffentlichen Gegengewicht und inhaltlichen Perspektivwechsel der Gesundheitspolitik bei« (Eckert et al., 2010).

Die strukturellen Veränderungen im Gesundheitswesen und der Wandel der Lobbying-Arenen bilden die Basis für eine vermehrte Partizipation von Patienten und Verbrauchern am Entscheidungsfindungsprozess. Die darauf beruhende Durchsetzungskraft kann zum jetzigen Zeitpunkt nicht beurteilt werden und wird sich erst zukünftig zeigen. Ob damit eine dauerhafte Abkehr vom Tauschkorporatismus einhergeht, bzw. ob die Situation »traditionelle Verhandlungspartner dazu zwingen wird, ihre Positionen argumentativ zu rechtfertigen ... bleibt indes abzuwarten. Verantwortlich dafür wird der

Gesetzgeber sein, der letztendlich entscheidet, welche Interessen mehr Macht bekommen oder in politischen Verhandlungen berücksichtigt werden« (Eckert et al., 2009, S. 292). Allerdings verursacht die Modifikation der Kommunikations-Strategien im Gesundheitswesen seit den 90ern die Veränderung der Durchsetzungschancen konkurrierender gesundheitspolitischer Ziele (Eckert et al., 2009, S. 287f).

Tabelle 11: Beziehungsmanagement über alte und neue Medien

Zusammenfassung der Veränderungen seit den 90ern:
• Das Internet wird verstärkt von Lobbyisten des Gesundheitswesens als Ort des Lobbying genutzt.
• Internetbasierte Informationsbereitstellung verdrängt klassische Medien.
• Durch das Internet können Interessen schneller verbreitet werden und Lobbyisten können leichter mit Adressaten in Verbindung treten bzw. schneller auf Kritik reagieren.
• Lobbyisten haben weniger Einfluss auf Interessensverbreitung und Rezeptionsgewohnheiten.
• Vor allem ressourcen-schwache Lobbyisten wie Patienten und Verbraucher nutzen das Internet bzw. Online Social Networks zunehmend für lobbyistische Tätigkeiten.

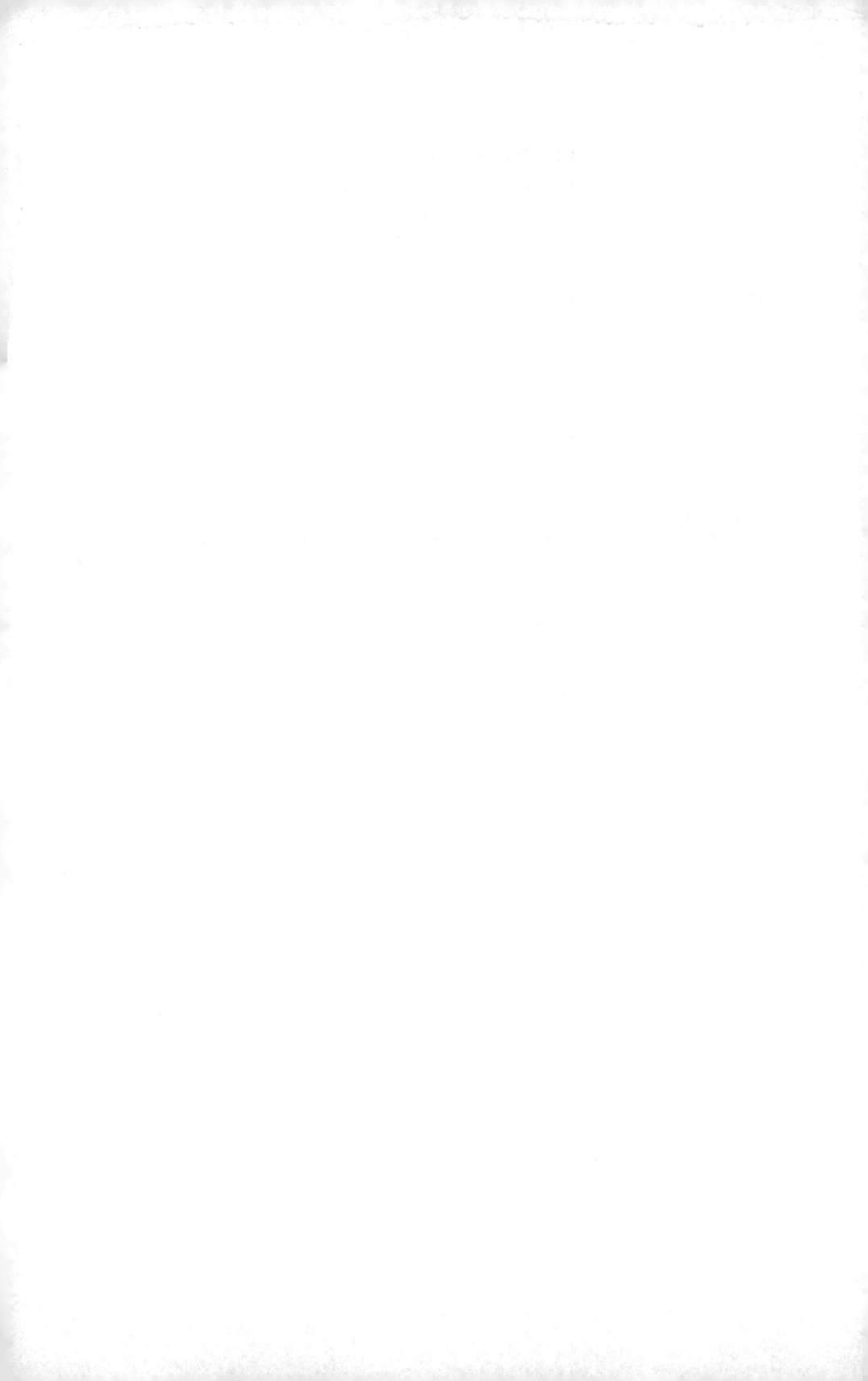

11. Fazit

Zur Beantwortung der dieser Arbeit zu Grunde liegenden Forschungsfrage
»Welchen Einfluss haben die strukturellen Veränderungen im deutschen Gesundheitswesen und der Gesundheitspolitik seit den 1990er Jahren auf die Lobbyarbeit der Akteure im Gesundheitswesen?«
wurden auf Basis aktueller Fachliteratur die seit den 90ern eingetretenen Veränderungen der Strukturen des Gesundheitswesens herausgearbeitet.

Die Analyse hat ergeben, dass der Staat die Selbstverwaltung ausgebaut hat. Er hat ihr mehr Aufgaben überlassen und den Wettbewerb zwischen den Akteuren im Gesundheitswesen gefördert. Die Regierungen haben ehemals monopolistische Verträge aufgelöst und ein marktwirtschaftliches System im Gesundheitswesen eingeführt. Auf Grund dessen verfügen Leistungserbringer über mehr Spielraum bei der Aushandlung ihrer Verträge. Gleichzeitig greift der Staat stärker in das Gesundheitswesen ein. Er kürzte zum Beispiel die finanziellen Mittel der Leistungserbringer.

Verhandlungen werden auf kleinster Ebene zwischen Leistungserbringern und Krankenkassen – teilweise unter Einbezug von Patienten- und Verbrauchervertretern – durchgeführt. Die korporatistisch geprägte Regulierung findet vermehrt zentralisiert – zum Beispiel im G-BA – statt. Sie beschäftigt sich hauptsächlich damit, die Rahmenbedingungen für den intensivierten Wettbewerb im Gesundheitswesen festzulegen. Diese korporatistischen Arrangements bekommen mehr Aufgaben vom Staat delegiert. Sie müssen diese aber unter engeren Vorgaben durchführen.

Die Untersuchung der Strukturen und Akteurskonstellationen im Gesundheitswesen hat ergeben, dass die Gesellschaftstheorie und die Marxistische Theorie die identifizierten Strukturen nicht angemessen beschreiben. Auf das deutsche Gesundheitswesen sind die Korporatismus- und Pluralismustheorie grundsätzlich anwendbar. Allerdings kann die Pluralismustheorie nur teilweise angewendet werden. In geringerem Maße gilt dies ebenfalls für die korporatistischen Verhandlungssysteme im Gesundheitswesen, welche sich in den letzten 20 Jahren gewandelt haben.

Die dargestellten Veränderungen der Strukturen im Gesundheitswesen bilden die Grundlage für die vorgenommene Analyse der Veränderungen der Lobbyarbeit von Akteuren im Gesundheitswesen. Es wurde aufgezeigt, dass – entgegen der allgemeinen Entwicklung in der deutschen Wirtschaft – Lobbying-Tätigkeiten im Gesundheitswesen noch immer hauptsächlich von etab-

11. Fazit

lierten Verbänden betrieben werden. Zudem hat sich die Zahl der Verbände im Gesundheitswesen erhöht. Diese Entwicklung steht im Gegensatz zur Lobbyismus-Theorie, welche propagiert, dass Verbände zu Gunsten von Agenturen und Kanzleien als Lobbyisten an Bedeutung verlieren. Diese Entwicklung trifft auf das Gesundheitswesen nicht zu. Hier stellen nachwievor etablierte Verbände die stärksten Lobbyisten dar. Einzelne Lobbyisten im Gesundheitswesen können sich nur gegen die hohe Anzahl an Interessenvertretern durchsetzen, wenn sie in Zusammenschlüssen – in diesem Fall über Verbände – agieren. Lediglich die Pharmabranche betreibt zusätzlich zur Verbandsarbeit in größerem Maße Auftragslobbyismus über Agenturen oder Rechtsanwaltskanzleien. Die mangelnde Integration der Pharmabranche in korporatistische Verhandlungssysteme dient als Begründung für das stärkere Engagement der Agenturen und Kanzleien seitens der Pharmabranche.

Durch die Veränderungen seit den 90ern, vor allem durch die Pluralisierung von Akteuren im Gesundheitswesen, hat Informationsmanagement an Bedeutung gewonnen. Lobbyisten haben es schwerer, sich unter der zunehmenden Zahl von Akteuren durchsetzen zu können. Deshalb arbeiten Lobbyisten bei der Informationsbeschaffung, -bearbeitung und -verbreitung verbandsübergreifend intensiver zusammen. Sie stimmen ihre Informationen miteinander ab. Dabei legen die Verbände vermehrt Wert auf die Generierung und Verbreitung qualitativ hochwertiger Informationen. Die Verbreitung ist für Lobbyisten besonders wichtig, da Lobbying-Adressaten durch neue Medien wie das Internet mehr Informationsauswahl haben. Sie können Informationen durch die einfache Verfügbarkeit leichter miteinander vergleichen und kritisch bewerten.

Ferner ergab die durchgeführte Analyse, dass Lobbyisten im Gesundheitswesen weniger Möglichkeiten haben, erfolgreich gegenüber politischen Entscheidungsträgern ihre Interessen zu vermitteln. Politiker und Beamte sind selbst mit Expertenwissen ausgestattet. Zusätzlich wurde festgestellt, dass Verhandlungen vermehrt unter Ausschluss von politischen Entscheidungsträgern stattfinden. Diese beiden Gründe dienen als Erklärung für die zunehmende Konzentration von Lobbyismus-Tätigkeiten gegenüber der Öffentlichkeit und Wissenschaft. Interessenvertreter versuchen öffentliche Unterstützung für ihre Forderungen zu erlangen. Dabei sind sie immer öfter dazu bereit, Konflikte mit politischen Entscheidungsträgern einzugehen.

In der aktuellen Theorie über Lobbyismus wird angegeben, dass vor allem Ministerien und Parlamente die Orte sind, an denen Lobbyisten tätig werden. Die Zunahme von Lobbying außerhalb von politischen Zentren – wie im deutschen Gesundheitswesen identifiziert – wird von der Literatur bislang vernachlässigt. Beispielsweise sind Arztpraxen mittlerweile zum Ort der Be-

11. Fazit

einflussung geworden. Zudem betreiben Verbände untereinander Lobbying. Die Pharmaverbände versuchen die Ärzteschaft zum Beispiel durch Pharmageschenke, Provisionen, auf Fortbildungen, etc. zu beeinflussen.

Außerdem ist ein Strukturwandel der gesundheitspolitischen Öffentlichkeit festzustellen. Nicht hierarchisch kontrollierbare öffentliche Kommunikation gewinnt an Bedeutung. Diese wird von der Bevölkerung stärker genutzt als noch vor einigen Jahren. Darauf haben Interessengruppen im Gesundheitswesen reagiert. Sie ziehen Lobbying über Internet und Onlinenetzwerke den klassischen Medien vor. Finanzschwache Patienten- und Verbraucherverbände haben an Durchsetzungsfähigkeit gewonnen, weil sie verstärkt auf neue Medien für ihre Interessenvermittlung bauen. Der durch die neuen Medien erweiterte Adressatenkreis führt dazu, dass Leistungserbringer, Krankenkassen und Politiker ihre Ziele vermehrt mit öffentlichen Interessen begründen müssen. Trotz der Entwicklungen zugunsten der Patienten sind noch immer Leistungserbringer und Krankenkassen die stärksten Interessengruppen im Gesundheitswesen. Die Interessengruppe der Ärzteverbände hat in den letzten Jahren an Durchsetzungskraft verloren. Gleichzeitig sind die Krankenkassen und ihre Vertreter gestärkt worden.

Die Intensivierung des Lobbyings gegenüber der Öffentlichkeit führt dazu, dass Lobbying zunehmend weniger von PA und PR abgegrenzt werden kann. Laut Lobbying-Literatur beschreiben PA und PR die Koordination allgemeiner Beziehungen zu Akteuren, während sich Lobbyismus auf die konkrete Interessenvermittlung konzentriert. Da sich die Lobbyarbeit auf die Öffentlichkeit und das Internet verlagert, können Lobbyisten die Interessenvermittlung- und -wahrnehmung weniger steuern. Als Ausgleichsmaßnahme fördern bzw. intensivieren sie deshalb vermehrt Beziehungen zu anderen Akteuren im Gesundheitswesen. Sie vermitteln nicht nur konkrete Interessen, sondern beschäftigen sich beispielsweise damit, Mitgliedsfirmen oder eine ganze Branche wie die Pharmaindustrie, in Onlinenetzwerken positiv darzustellen, ohne auf spezielle Themen einzugehen. Außerdem fördern Verbandslobbyisten zum Beispiel allgemein gehaltene Kampagnen in der Yellow Press. Die Öffentlichkeit als Adressat besitzt weniger Expertenwissen als politische Entscheidungsträger. Öffentlichkeits-Lobbyismus wird deshalb weniger über konkretisierte, komplizierte oder wissenschaftliche Themen betrieben.

Es ist schwer zu beurteilen, ob durch die strukturellen Veränderungen seit den 90ern die Lobbyarbeit im Gesundheitswesen insgesamt transparenter geworden ist. Durch die Etablierung der neuen Medien werden Argumente und Tätigkeiten öffentlich. Einige Lobbying-Tätigkeiten, wie Spenden und Kompensationsgeschäfte etc., sind dennoch nicht öffentlich zugänglich und

11. Fazit

damit nicht leicht nachweisbar. Dies untermauert den Vorwurf der Intransparenz gegenüber Lobbying-Maßnahmen.

Letztendlich kann festgestellt werden, dass nicht alle aktuellen Theorien über Lobbyisten und deren Tätigkeiten auf die aktuelle Situation im Gesundheitswesen anwendbar sind. Die Korporatismustheorie ist am Ehesten zur Erklärung der Strukturen im deutschen Gesundheitswesen geeignet. Allerdings hat die Analyse gezeigt, dass zu einer vollständigen Erklärbarkeit der identifizierten Strukturen eine Erweiterung der Korporatismustheorie notwendig wäre. Dies bietet Anreiz für künftige Forschungstätigkeiten zur Weiterentwicklung der Korporatismustheorie.

Literaturverzeichnis

Adamek, Sascha / Otto, Kim (2008): „Der gekaufte Staat. Wie Konzernvertreter in deutschen Ministerien sich ihre Gesetze selbst schreiben", Köln: Kiepenheuer & Witsch.

Alemann, Ulrich (1993): „Organisierte Interessen in der Bundesrepublik. Reflexionen zu ihrer politikwissenschaftlichen Rezeption und politischen Perzeption", in: Kleinfeld, Ralf / Luthhardt, Wolfgang (Hrsg.), Westliche Demokratien und Interessenvermittlung. Zur aktuellen Entwicklung nationaler Parteien und Verbändesysteme, Marburg: Schüren, S. 160 - 179.

Alemann, Ulrich / Eckert, Florian (2006): „Lobbyismus als Schattenpolitik", in: Aus Politik und Zeitgeschichte, Ausgabe 26-27/2006, S. 3 - 6.

Althaus, Marco / Meier, Dominik (2004): „Politikberatung: Praxis und Grenzen", Münster und Berlin: Lit.

Apotheke-Aktuell (22.11.2012): "Der Deutsche Generikaverband e. V. wird aufgelöst", unter: http://www.apotheke-aktuell.com/apotheke-aktuell/apothekenmarkt-intern/news/artikel/der-deutsche-generikaverband-e-v-wird-aufgeloest/ (Stand 11.03.2014)

Ärzteblatt (06.05.2005): „Entschließungen zum Tagesordnungspunkt II: Arbeitssituation der niedergelassenen Ärzte ", unter: http://www.aerzteblatt.de/v4/archiv/artikel.asp?src=suche&p=r%FCckgang+niedergelassener+%C4rzte&id=46792 (Stand: 11.08.2011).

Ärzteblatt (07.04.2006): „Kammer Rheinland-Pfalz beklagt fehlenden Ärztenachwuchs ", unter: http://www.aerzteblatt.de/v4/news/news.asp?id=23770&src=suche&p=r%FCckgang+niedergelassener+%C4rzte (Stand: 11.08.2011).

Ärzte Zeitung (25.09.2007): „Ärzte sollten Chancen zur Entlastung nutzen!", für Mitglieder des Springer Medizin Verlages abrufbar unter: http://www.aerztezeitung.de/politik_gesellschaft/berufspolitik/default.aspx?sid=465028&sh=9&h=552040803&ticket=ST-401-dBeTCXMfB95nVT

E3tjWcLqeAAXDEIxzDaq-20 (Stand: 11.08.2011).

Ärzte Zeitung (04.01.2010): „Bayern verzeichnet 2009 Rückgang bei praktischen und Allgemeinärzten", unter: http://www.aerztezeitung.de/politik_gesellschaft/ berufspolitik/article/582425/bayern-verzeichnet-2009-rueckgang-praktischen-allgemeinaerzten.html?sh=2&h=-1829911413 (Stand: 11.08.2011).

Ärzte Zeitung (22.12.2010): „Rösler verquickt den Kostenprügel mit Strukturreformen", unter: http://www.aerztezeitung.de/politik_gesellschaft/gp_specials/jahresendausgabe-2010/article/634187/roesler-verquickt-kostenpruegel-strukturreformen.html?sh=4&h=989562456 (Stand 20.10.2011).

Bandelow, Nils (1998): „Gesundheitspolitik. Der Staat in der Hand einzelner Interessengruppen?", Opladen: Leske und Budrich.

Literaturverzeichnis

Bandelow, Nils (2004): „Akteure und Interessen in der Gesundheitspolitik: Vom Korporatismus zum Pluralismus?", in: Politische Bildung, Jahrgang 37, Ausgabe 2/2004, S. 49 - 63.

Bandelow, Nils (2005): „Ärzteverbände: Niedergang eines Erfolgsmodells?", in: Winter, Thomas von / Willems, Ulrich (Hrsg.): Interessenverbände in Deutschland, Wiesbaden.

Bandelow, Nils (2006): „Gesundheitspolitik: Zielkonflikte und Politikwechsel trotz Blockaden", in: Schmidt, Manfred / Zohlnhöfer, Reimut (Hrsg.), Politik in der Bundesrepublik Deutschland, Wiesbaden: Westdeutscher Verlag.

Bandelow, Nils / Hartmann, Anja (2007): „Weder Rot noch Grün. Achterosion und Interessenfragmentierung bei Staat und Verbänden in der Gesundheitspolitik", in: Egle, Christoph / Zohlnhöfer, Reimut (Hrsg.), Ende des rot-grünen Projekts. Eine Bilanz der Regierung Schröder 2002-2005, Wiesbaden: VS Verlag für Sozialwissenschaften, S. 334 - 354.

Bandelow, Nils / Schade, Mathieu (2008): „Die Gesundheitsreform der Großen Koalition: Strategische Erfolge im Schatten des Scheiterns", in: Fischer, Thomas / Kießling, Andreas / Novoy, Leonard (Hrsg.), Politische Reformprozesse in der Analyse. Untersuchungssystematik und Fallbeispiele, Gütersloh, S. 85 - 144.

BAH (2014): "Die Mitgliedschaft im BAH", unter: http://www.bah-bonn.de/Forum/index.php?id=mitglieder (Stand 11.03.2014)

Beauftragter der Bundesregierung für die Belange der Patientinnen und Patienten (2011): unter: http://www.patientenbeauftragter.de/front_content.php?idcat=2&lang=1 (Stand 28.10.2011).

Bender, Gunnar / Reulecke, Lutz (2003): „Handbuch des deutschen Lobbyisten. Wie ein modernes und transparentes Politikmanagement funktioniert", in: Frankfurter Allgemeine Buch, Frankfurt am Main.

Bennedsen, Morten / Feldmann, Lutz (2006): „Informational Lobbying and political contributions", in: Journal of Public Economics, Ausgabe 90/2006, S. 631 - 656.

Berger, Andreas (2001): „Lobbying: Strukturen, Akteure, Strategien", Protokoll der Tagung vom 16.-17. November 2001 im Franz Hitze Haus Münster. Veranstaltet von der Akademie Franz Hitze Haus in Kooperation mit dem Arbeitskreis „Verbände" der Vereinigung für politische Wissenschaft Deutschland, unter: www.aktive-buergerschaft.de/vab/resourcen/diskussionspapiere/wp-band20.pdf (Stand 09.09.2011).

Beske, Fritz / Hallauer, Johannes (2001): „Das Gesundheitswesen in Deutschland", Köln: Deutscher Ärzte-Verlag.

Beyer, Wolfgang / Werner, Ingo (2002): „Gesetzliche Verbände im Umbruch. Krankenkassenverbände mit hoheitlichen Aufgaben als kundenorientierte Dienstleister", in: Verbändereport, Ausgabe 09/2002, am 05.12.2002.

Beyme, Klaus von (1997): „Der Gesetzgeber. Der Bundestag als Entscheidungszentrum", Opladen: Westdeutscher Verlag GmbH.

BfArM (2009): „5000 Genehmigungsanträge zu klinischen Prüfungen beim BfArM", unter: http://www.bfarm.de/DE/Arzneimittel/1_vorDerZul/klinPr/news/5000_Genehmigungsantraege.html (Stand: 10.10.2011).

Literaturverzeichnis

BfArM (2011): „Im Überblick", unter: http://www.bfarm.de/DE/BfArM/BfArM-node.html (Stand 10.10.2011).

Birkelbach, Klaus (2003): „Ärzteverbände im Urteil ihrer Mitglieder. Eine empirische Untersuchung der Zufriedenheit von Ärztinnen und Ärzten mit ihren Verbänden in den Jahren 1992 und 1998/99", in: Zeitschrift für Soziologie, Ausgabe 32/2003, S. 156 - 177.

BPI (2014): " Der BPI - Interessenvertretung und Dienstleister der pharmazeutischen Industrie ", unter: http://www.bpi.de/bpi/der-bpi/portrait/ (Stand: 11.03.2014)

Brechtel Thomas (2001): „Ärztliche Interessenpolitik und Gesundheitsreform: Die Zufriedenheit niedergelassener Ärzte mit ihren Berufsverbänden vor und nach dem Gesundheitsstrukturgesetz (GSG)", in: Zeitschrift für Gesundheitswissenschaften, Ausgabe 9/2001, S. 273 - 288.

Bouwen, Pieter (2002): „Corporate Lobbying: Towards a Theory of Access", in: Journal of European Politicy. Jahrgang 9, Ausgabe 3/2002, S. 365 - 390.

Bundesärztekammer (2011): „Vorstand der Bundesärztekammer", unter: http://www.bundesaerztekammer.de/page.asp?his=0.1.16 (Stand: 10.08.2011).

Bundesministerium des Innern Abteilung O – Verwaltungsmodernisierung (2001): „Gemeinsame Geschäftsordnung der Bundesministerien (GGO)", vom 05.10.2011, Berlin, unter: http://www.bmi.bund.de/SharedDocs/Downloads/DE/Veroeffentlichungen /ggo.pdf;jsessionid=7DFC21ABC4ECBDA7513D2F8659F424D0.1_cid239?__blob =publicationFile (Stand, 19.10.2011)

Bundesministerium für Justiz (2011): „Bekanntmachung der öffentlichen Liste über die Registrierung von Verbänden und deren Vertretern Vom 2. Mai 2011", in Bundesanzeiger, Jahrgang 63, Nummer 77a, ISSN 0720-6100, unter: http://www.bundestag.de/ dokumente/parlamentsarchiv/sachgeb/lobbyliste/lobbylisteamtlich.pdf (Stand 25.09.2011).

Bundessozialgericht (2010): „Rechtsaufsicht statt Fachaufsicht des BMG gegenüber GBA", in: Medizinrecht, Jahrgang 28, Ausgabe 5/2010, S. 347 - 359.

Bundesverband der Arzneimittel-Hersteller e. V. (2010): „Geschäftsbericht 2009/2010. Vorgelegt von der Geschäftsführung" unter: http://www.bah-bonn.de /index.php?eID=tx_nawsecuredl&u=0&file=uploads/media/BAH_GB_2009_2010_lo w.pdf&t=1312743437&hash=25161d87bb299285e72910c4bb312add (Stand: 30.07.2011).

Bundeszentrale für politische Bildung (2011): „Bismarcks Erbe: Besonderheiten und prägende Merkmale des deutschen Gesundheitswesens " in: Gesundheitswesen in Deutschland, unter: http://www.bpb.de/themen/WZDR7I,0,Gesundheitspolitik _Lernobjekt.html?lt=AAB383&guid=AAB119 (Stand: 27.07.2011).

Bunge, Martina (2006): „Interview mit dem Vorsitzenden des Bundestagsausschusses für Gesundheit Dr. Martina Bunge MdB", in: Das Parlament vom 11. Dezember 2006.

Dahl, Robert / Lindblom, Charles (1973): „Politics, Economics and Welfare", New York: Harper.

Decker, Frank (2009): „Koalitionsaussagen und Koalitionsbildung", in: Aus Politik und Zeitgeschichte, Ausgabe 51/2009, S. 20 - 26.

Literaturverzeichnis

Deutscher Bundestag (2011): „Registrierte Verbände", unter http://www.bundestag.de /dokumente/lobby/index.html (Stand 25.09.2011).

Döhler, Marian / Manow-Borgwardt, Philip (1992): „Korporatisierung als gesundheitspolitische Strategie", in: Staatswissenschaften und Staatspraxis, Ausgabe 3/1992, S. 64 - 106.

Döhler, Marian (1995): „The State as Architect of Political Order: Policy Dynamics in German Health Care", in: Governance, Ausgabe 8/1995, S. 380 - 404.

Döhler, Marian (2003): „Gesundheitspolitik in der Verhandlungsdemokratie", in: Gellner, Winand / Schön, Markus (Hrsg.), Paradigmenwechsel in der Gesundheitspolitik?, Baden-Baden: Nomos, S. 25 - 40.

Eckert, Florian / Bandelow, Nils / Rüsenberg, Robin (2009): „Interessenvertretung bei 82 Millionen Gesundheitsministern. Kommunikationsstrategien zur Qualitätsorientierung", in: dies. Gesundheit 2030. Qualitätsorientierung im Fokus von Politik, Wirtschaft, Selbstverwaltung und Wissenschaft, Wiesbaden: VS Verlag für Sozialwissenschaften, S. 286 - 296.

Eckert, Florian / Bandelow, Nils / Rüsenberg, Robin (2009a): „Parteienherrschaft oder Bürokratisierung? Gesundheitsreformen und politische Entscheidungsfindung im Fünf-Parteien-System", in: dies., Gesundheit 2030. Qualitätsorientierung im Fokus von Politik, Wirtschaft, Selbstverwaltung und Wissenschaft, Wiesbaden: VS Verlag für Sozialwissenschaften, S. 275 - 285.

Eckert, Florian / Bandelow, Nils / Rüsenberg, Robin (2010): „Reform(un)möglichkeiten in der Gesundheitspolitik", in: Aus Politik und Zeitgeschichte, Ausgabe 45/2010, S. 6 - 11.

Eckert, Florian / Bandelow, Nils / Rüsenberg, Robin (2010a): „Gesundheitspolitik neu gemischt", in: Gesundheit und Gesellschaft, Jahrgang 13, Ausgabe 4/2010, S. 48 - 49.

Ebersbach, Anja / Glaser, Markus / Heigl, Richard (2008): „Social Web", Konstanz: UVK Verlagsgesellschaft.

Einfeldt, Anja (2004): „Operation Positivliste", in: Frankfurter Rundschau vom 20.02.2004.

Engelke, Ulrich (2009): „Regulierung der Arzneimittelversorgung in der gesetzlichen Krankenversicherung", Bayreuth: Verlag P.C.O.

Etgeton, Stefan (2009): „Patientenbeteiligung im Gemeinsamen Bundesausschuss", in: Schroeder, Wolfgang / Paquet, Robert (Hrsg.), Gesundheitsreform 2007. Nach der Reform ist vor der Reform, Wiesbaden, S. 222 - 228.

Falk, Svenja / Rehfeld, Dieter / Römmele, Andrea / Thunert, Martin (2005): „Handbuch der Politikberatung", Wiesbaden: VS-Verlag.

Feick, Jürgen (2000): „Marktzugangsregulierung: Nationale Regulierung, europäische Integration und internationale Harmonisierung in der Arzneimittelzulassung", in: Czada, Roland / Lütz, Susanne (Hrsg.), Die politische Konstitution von Märkten, Wiesbaden, S. 228 - 249.

Fischer, Andrea / Jakob, Anja (2009): „Die Zukunft wird von Patienten entschieden – im Wissen über Qualität", in: Eckert, Florian / Bandelow, Nils / Rüsenberg, Robin (Hrsg.), Gesundheit 2030. Qualitätsorientierung im Fokus von Politik, Wirtschaft,

Literaturverzeichnis

Selbstverwaltung und Wissenschaft, Wiesbaden: VS Verlag für Sozialwissenschaften, S. 237 - 244.

Fischer, Andrea (2007): „Interview mit der Bundesgesundheitsministerin a. D. Andrea Fischer", in: Rieksmeier, Jörg (Hrsg.), Praxisbuch: Politische Interessenvermittlung. Instrumente – Kampagnen – Lobbying, Wiesbaden: VS Verlag für Sozialwissenschaften, S. 229 - 233.

Fraenkel, Ernst (1973): „Reformismus und Pluralismus", Hamburg: Hofmann und Campe Vlg.

Frankfurter Allgemeine Zeitung (17.12.2002): „Die Interessenverbände im Gesundheitswesen. Viele Akteure bestimmen die Gesundheitspolitik in Deutschland", unter: http://www.faz.net/artikel/C30189/ueberblick-die-interessenverbaende-im-gesundheitswesen-30281188.html (Stand 09.10.2011).

Frankfurter Allgemeine Zeitung (17.12.2002a): „Deutschlands Ärzte machen Ernst mit ihrem Protest", unter: http://www.faz.net/aktuell/politik/gesundheit-deutschlands-aerzte-machen-ernst-mit-ihrem-protest-183156.html (Stand 20.10.2011).

Fricke, Anno / Gieseke, Sunna (2011): „Die Liberalen lavieren, bis der Arzt kommt", in Ärztezeitung am 05.04.2011, unter: http://www.aerztezeitung.de /politik _gesellschaft/article/ (Stand 20.10.2011).

648462/liberalen-lavieren-bis-arzt-kommt.html?sh=3&h=989562456 (Stand 22.09.2011).

Geißler, Jens (2004): „Organisierte Vertretung von Patienteninteressen Patienten-Organisationen als gesundheitspolitische Akteure in Deutschland, Großbritannien und den USA", Hamburg: Verlag Dr. Kovac.

G-BA (2011): „Struktur und Mitglieder" und Verlinkungen auf der Seite, unter: http://www.g-ba.de/institution/struktur/ (Stand, 09.09.2011).

Gerlinger, Thomas (2002): „Zwischen Korporatismus und Wettbewerb: Gesundheitspolitische Steuerung im Wandel", Berlin: Wissenschaftszentrum Berlin für Sozialforschung, Arbeitsgruppe Public Health, Discussion Paper P02-204.

Gerlinger, Thomas (2003): „Rot-grüne Gesundheitspolitik 1998-2003", in: Aus Politik und Zeitgeschichte, Ausgabe 33-34/2003, S. 6 - 13.

Gerlinger, Thomas (2009): „Der Wandel der Interessenvermittlung in der Gesundheitspolitik", in: Rehder, Britta / Winter, Thomas von / Willems, Ulrich (Hrsg.), Interessenvermittlung in Politikfeldern. Vergleichende Befunde der Policy- und Verbändeforschung, Wiesbaden: VS Verlag für Sozialwissenschaften, S. 33 - 51.

GKV (2011): „Anzahl der Krankenkassen im Zeitablauf – Konzentrationsprozess durch Fusionen (Angaben zum Stichtag 1.1.)", unter: https://www.gkv-spitzenverband.de/upload/Krankenkassen_

Fusionenverlauf_1970-2010_11155.pdf (Stand 16.08.2011).

Greenwood, Justin (1995): „European Casebook on Business Alliances", Hempstead: Prentice Hall.

Groser, Manfred / Mayntz, Renate (1992): „Gemeinwohl und Ärzteinteressen – die Politik des Hartmannbundes", Gütersloh: Verlag Bertelsmann Stiftung.

Hartmann, Jürgen (1985): „Verbände in der westlichen Industriegesellschaft. Ein international vergleichendes Handbuch", Frankfurt am Main: Campus Verlag.

Literaturverzeichnis

Hassenteufel, Patrick (1997): „Les Médecins Face À L'État", Paris: Presses de Sciences Po.

Heberlein, Ingo (2005): „Institutionelle Mitwirkungsrechte der Patienten – ein Erfahrungsbericht aus der Arbeit des GBA" auf dem 28. Deutschen Krankenhaustag am 18.11.2005, unter: http://www.deutscher-krankenhaustag.de/de/vortraege/pdf/ Heberlein-Krankenhaustag_Text.pdf (Stand 20.08.2011).

Heinemann, Christoph (2006): „Organisierte Interessen – Nationale und europäische Arzneimittelregulierung in Deutschland und Großbritannien", Berlin: Wissenschaftlicher Verlag.

Heinze, Rolf G. (2009): „Staat und Lobbyismus: Vom Wandel der Politikberatung in Deutschland", in: Zeitschrift für Politikberatung, Ausgabe 2/2009, S. 5 - 25.

Henning, Christian H.C.A. (2000): „Macht und Tausch in der europäischen Agrarpolitik. Eine positive Theorie kollektiver Entscheidungen", Frankfurt am Main: Campus Verlag.

Hinrichs, Ulrike / Nowak, Dana (2005): „Auf dem Rücken der Patienten. Selbstbedienungsladen Gesundheitssystem", Berlin: Ch. Links Verlag.

Hoppe, Antje (2004): „Die Wettstreiter", in Politik & Kommunikation, Ausgabe 17/2004.

Hütt, Hans / Huss, Nikolaus / Rogalla, Annette (2007): „Achtung, Gesundheitsreform. Wie die Apotheker mit einer Dialogkampagne politisch überzeugten", in: Forschungsjournal Neue Soziale Bewegungen, Jahrgang 20, Ausgabe 3/2007, S. 89 - 94.

Jann, Werner / Wegrich, Kai (2009): „Phasenmodelle und Politikprozesse: Der Policy Cycle", in: Schubert, Klaus / Bandelow Nils (Hrsg.), Lehrbuch der Politikfeldanalyse 2.0, München: Oldenbourg Wissenschaftsverlag.

Jantzer, Markus (2003): „Komplizen in der Politik. Politische Handlungsdefizite im Gesundheitssystem", in Leif, Thomas / Speth, Rudolf (Hrsg.), Die Stille Macht, Lobbyismus in Deutschland, Wiesbaden: VS Verlag für Sozialwissenschaften.

Jantzer, Markus (2003a): „Über 1 000 Ärzte geschmiert?", in: epd sozial vom 9. Mai 2003, S. 6 - 7.

Jantzer, Markus (2006): „Pharmabranche und Funktionäre bestimmen die Gesundheitspolitik", in Leif, Thomas / Speth, Rudolf (Hrsg.), Die fünfte Gewalt. Lobbyismus in Deutschland, Wiesbaden: VS Verlag für Sozialwissenschaften, S. 236 - 251.

Jochem, Sven / Siegel, Nico (2003): „Konzertierung, Verhandlungsdemokratie und Reformpolitik im Wohlfahrtsstaat", Opladen: Leske und Budrich.

Kania, Helga / Blanke, Bernhard (2000): „Von der „Korporatisierung" zum Wettbewerb. Gesundheitspolitische Kurswechsel in den Neunzigerjahren", in: Czada, Roland / Wollmann, Hellmut (Hrsg.), Von der Bonner zur Berliner Republik. 10 Jahre Deutsche Einheit, Leviathan Sonderheft, Ausgabe 19, Opladen: Westdeutscher Verlag, S. 567 - 591.

Kleinfeld, Ralph / Zimmer, Annette / Willems, Ulrich (2007): „Lobbyismus und Verbändeforschung: Eine Einleitung", in: Kleinfeld, Ralph / Zimmer, Annette / Willems, Ulrich (Hrsg.), Lobbying: Strukturen, Akteure, Strategien, Wiesbaden: VS Verlag für Sozialwissenschaften, S. 7 - 35.

Kleinfeld, Ralph / Zimmer, Annette / Willems, Ulrich (2007a): „Adressaten und Strategien des Lobbying aus Sicht von Praktikern. Interview/Portraits", in: Kleinfeld, Ralph / Zimmer, Annette / Willems, Ulrich (Hrsg.), Lobbying: Strukturen, Akteure, Strategien, Wiesbaden: VS Verlag für Sozialwissenschaften, S. 240 - 280.

Knieps, Franz (2007): „Hitler, Honecker und die Gesundheitsreform: zur Entscheidungsgeschichte des GKV- Wettbewerbsstärkungsgesetzes", in: Ulrich, Volker / Ried, Walter (Hrsg.), Effizienz, Qualität und Nachhaltigkeit im Gesundheitswesen: Theorie und Politik öffentlichen Handelns, insbesondere in der Krankenversicherung, Festschrift zum 65. Geburtstag von Eberhard Wille, Baden-Baden, S. 871 - 879.

Koch, Michael / Richter, Alexander (2009): „Enterprise 2.0 – Planung, Einführung und erfolgreicher Einsatz von Social Software in Unternehmen", München: Oldenbourg Verlag.

Köppl, Peter (1998): „Lobbying als strategisches Interessenmanagement", in: Scheff, Josef / Gutschelhofer, Alfred (Hrsg.), Lobby Management. Chancen und Risiken vernetzter Machtstrukturen im Wirtschaftsgefüge, Wien: Linde, S. 1 - 36.

Köppl, Peter (2001): „Die Macht der Argumente. Lobbying als strategisches Interessenmanagement", in: Althaus, Marco (Hrsg.), Kampagne!: Neue Strategien für Wahlkampf PR und Lobbying, Münster: Lit, S. 215 - 225.

Köppl, Peter (2003): „Power Lobbying: Das Praxishandbuch der Public Affairs ; wie professionelles Lobbying die Unternehmenserfolge absichert und steigert.", Wien: Linde.

Kotzian, Peter (2003): „Verhandlungen im europäischen Arzneimittelsektor. Initiierung - Institutionalisierung – Ergebnisse", Baden-Baden: Nomos Verlagsgesellschaft.

Kreyher, Volker (2004): „Politisches Marketing als Konzept für eine aktive Politik", in: Ders. (Hrsg.), Handbuch politisches Marketing. Impulse und Strategie für Politik, Wirtschaft und Gesellschaft, Baden-Baden, S. 13-34.

Kunczik, Michael (2010): „Public Relations: Konzepte und Theorien.", Stuttgart: UTB Verlag.

Lahusen, Christian / Jauß, Claudia (2001): „Lobbying als Beruf. Interessengruppen in der Europäischen Union", Baden-Baden: Nomos Verlagsgesellschaft.

Leggewie, Claus (2007): „Das Ohr der Macht und die Kunst der Konsultation: Zur Einleitung", in: Ders. (Hrsg.), Von der Politik- zur Gesellschaftssteuerung, Frankfurt / New York: Campus, S. 7 - 11.

Lehmbruch, Gerhard (1984): „Concertation and the Structure of Corporatist Networks", in: Goldthorpe, John (Hrsg.), Order and Conflict in Contemporary Capitalism, Oxford.

Lehmbruch, Gerhard (1988): „Der Neokorporatismus der Bundesrepublik im internationalen Vergleich und die ‚Konzertierte Aktion im Gesundheitswesen'", in: Gäfgen, Gérard (Hrsg.), Neokorporatismus und Gesundheitswesen, Baden-Baden: Nomos Verlagsgesellschaft.

Lehr, Andreas / Visarius, Jutta (2009): „Gesundheitspolitik und neue kommunikativmediale Entwicklungsmuster", in: Schroeder, Wolfgang / Paquet, Robert (Hrsg.), Gesundheitsreform 2007. Nach der Reform ist vor der Reform, Wiesbaden: VS Verlag für Sozialwissenschaften, S. 237 - 246.

Literaturverzeichnis

Leif, Thomas / Speth, Rudolf (2003): „Anatomie des Lobbyismus. Einführung in eine unbekannte Sphäre der Macht", in: Dies. (Hrsg.), Die stille Macht des Lobbyismus in Deutschland, Wiesbaden: VS Verlag für Sozialwissenschaften, S. 2 - 32.

Leif, Thomas / Speth, Rudolf (2006): „Die fünfte Gewalt - Anatomie des Lobbyismus in Deutschland", in: Bundeszentrale für Politische Bildung, Die fünfte Gewalt. Lobbyismus in Deutschland, Bonn: Bundeszentrale für Politische Bildung, Schriftreihe 514, S. 10 - 36.

Lianos, Manuel / Hetzel, Rudolf (2003): „Die Quadratur der Kreise. So arbeitet die Firmen-Lobby in Berlin", in: Politik & Kommunikation, Ausgabe 2/2003, S. 14 - 17.

Lösche, Peter (2007): „Verbände und Lobbyismus in Deutschland", Stuttgart: W. Kohlhammer GmbH.

Lütz, Susanne / Czada, Roland (2000): „Marktkonstitution als politische Aufgabe: Problemskizze und Theorieüberblick", in: Czada, Roland / Lütz, Susanne (Hrsg.), Die politische Konstitution von Märkten, Wiesbaden: Westdeutscher Verlag, S. 9 - 35.

Majone, Giandomenico (1997): „From the Positive to the Regulatory State: Causes and Consequences to Changes in the Mode of Governance", in: Journal of Public Policy, Ausgabe 17/1997, S.139 - 167.

Maldaner, Karlheinz (2003): „Lobbyismus ist Politikberatung" Interview in: Leif, Thomas / Speth, Rudolf (Hrsg.), Die stille Macht. Lobbyismus in Deutschland, Wiesbaden: VS Verlag für Sozialwissenschaften, S. 144 - 156.

Manow, Philip (1994): „Strukturinduzierte Politikgleichgewichte: Das Gesundheitsstrukturgesetz (GSG) und seine Vorgänger", MPIfG, Discussion Paper 94/5, Köln.

Martiny, Anke (2006): „Wer steuert Deutschlands Gesundheitswesen? Nur Blauäugige glauben, es seien Parlament und Gesetzgebung", in Leif, Thomas / Speth, Rudolf (Hrsg.), Die fünfte Gewalt. Lobbyismus in Deutschland, Wiesbaden: VS Verlag für Sozialwissenschaften, S. 221 - 235.

Maus, Josef (2000): „Interessenvertretung: Lobbyistische Auftragstäter", in: Deutsches Ärzteblatt, Jahrgang 97, Ausgabe 4, unter: http://www.aerzteblatt.de /v4/ archiv/artikel.asp?src=suche&p=lobbying&id=20897 (Stand 22.09.2011).

Mayer, Klaus / Naji, Natalie (2000): „Die Lobbyingaktivitäten der deutschen Wirtschaft", in: Recht und Politik: Vierteljahreshefte für Rechts- und Verwaltungspolitik, Jahrgang 36, Ausgabe 1/2000, S. 31 - 43.

Mayntz, Renate / Rosewitz, Bernd (1988): „Ausdifferenzierung und Strukturwandel des deutschen Gesundheitssystems", in: Mayntz, Renate / Rosewitz, Bernd / Schimank, Uwe (Hrsg.), Differenzierung und Verselbständigung. Zur Entwicklung gesellschaftlicher Teilsysteme, Frankfurt am Main: Campus Verlag.

Mayntz, Renate (1990): „Politische Steuerbarkeit und Reformblockaden. Überlegungen am Beispiel des Gesundheitswesen", in: Staatswissenschaften und Staatspraxis, Jahrgang 1, Ausgabe 3/1990, S. 283 - 307.

Merkle, Hans (2003): „Lobbying. Das Praxishandbuch für Unternehmen", Darmstadt: Primus.

Meyer, Thomas (2001): „Mediokratie. Die Kolonialisierung der Politik durch die Medien.", Frankfurt am Main: Suhrkamp Verlag.

Literaturverzeichnis

Molina, Oscar / Rhodes, Martin (2002): „Corporatism: The Past, Present, and Future of a Concept", in: Annual Review of Political Science, Ausgabe 5/2002, S. 305 - 331.

Naschold, Frieder (1967): „Kassenärzte und Krankenversicherungsreform", Freiburg: Rombach Verlag.

Nohlen, Dieter / Schultze, Rainer-Olaf (2005): „Lexikon der Politikwissenschaft", München: Beck C. H.

Noweski, Michael (2004): „Der unvollendete Korporatismus. Staatliche Steuerungsfähigkeit im ambulanten Sektor des deutschen Gesundheitswesens", Berlin: Wissenschaftszentrum Berlin für Sozialforschung, Arbeitsgruppe Public Health, Discussion Paper SP I 2004-304.

Offe, Claus (1972): „Politische Herrschaft und Klassenstrukturen", in: Kress, Gisela / Senghaas, Dieter (Hrsg.), Politikwissenschaft: Eine Einführung in ihre Probleme, Frankfurt am Main: Europäische Verlags-Anstalt.

Olson, Mancur (2004): „Die Logik des kollektiven Handelns", Tübingen: Verlag Mohr Siebeck.

Pappi, Franz / Henning, Christian (1998): „Policy Networks: more than a Metaphor?", in: Journal of Theoretical Politics, Jahrgang 10, Ausgabe 4/1998, S. 553 - 575.

Paquet, Robert (2009): „Motor der Reform und Schaltzentrale: Die Rolle des Bundesministeriums für Gesundheit in der Gesundheitsreform 2007", in: Ders. / Schroeder, Wolfgang (Hrsg.), Gesundheitsreform 2007. Nach der Reform ist vor der Reform, Wiesbaden, S. 32 - 49.

Perschke-Hartmann, Christiane (1994): „Die doppelte Reform. Gesundheitspolitik von Blüm zu Seehofer", Opladen: Leske + Budrich.

Pro Generika (2014): "Mitgliederverzeichnis", unter: http://www.progenerika.de /de/progenerika/member.html (Stand 11.03.2014)

Rabbata, Samir / Rieser, Sabine (2006): „Lobbyismus im Gesundheitswesen: Kein Hindernis für Reformen", in: Themen der Zeit, Deutsches Ärzteblatt, Ausgabe 6/2006, S. 260.

Radunski, Peter (2006): „Public Affairs als Politikberatung", in: Fallk, Svenja / Rehfeld, Dieter / Römmele, Andrea / Thunert, Martin, Handbuch für Politikberatung, Wiesbaden: VS Verlag für Sozialwissenschaften, S. 315 - 321.

Rakowitz, Nadja (2002): „Zwischen Sozialstaat und Wettbewerb. Gewerkschaften zur Gesundheitsreform", Arbeitspapier 22, Frankfurt am Main.

Rauskolb, Christina (1976): „Lobby in Weiß. Struktur und Politik der Ärzteverbände", Frankfurt: Europ. Verlagsanstalt.

Rebscher, Herbert / Kaufmann, Stefan (2009): „Gesundheitssysteme im Wandel", Heidelberg: Verlagsgruppe Hüthig Jehle Rehm.

Rehder, Britta / Winter, Thomas von / Willems, Ulrich (2009): „Interessenvermittlung in Politikfeldern. Vergleichende Befunde der Policy- und Verbändeforschung", Wiesbaden: VS Verlag für Sozialwissenschaften.

Reiners, Hartmut (2009): „Mythen der Gesundheitspolitik", Bern: Huber.

Literaturverzeichnis

Rhodes, Martin (1998): „Globalisation, Labour Markets and Welfare States: A Future of `Competitive Corporatism`?", in: Rhodes, Martin / Mèny, Yves (Hrsg.), The Future of European Welfare: A New Social Contract? Houndmill: Macmillan, S. 178 - 203.

Rosenbrock, Rolf / Gerlinger, Thomas (2006): „Gesundheitspolitik. Eine systematische Einführung", Bern: Huber.

Rumpf, Matthias (2003): „Lobbyisten und der Bundestag. Beratung oder Beeinflussung?", in: Blickpunkt Bundestag, Ausgabe 7/2003, S. 4 - 10.

Schatz-Bergfeld, Marianne (1984): „Verbraucherinteressen Im Politischen Prozess: Das AGB-Gesetz ", Frankfurt am Main: Haag + Herchen.

Saxer, Ulrich (1998): „Verständnisse und Missverständnisse.", in: Sarcinelli, Ulrich (Hrsg.), Politikvermittlung und Demokratie in der Mediengesellschaft, Bonn, S. 52 - 73.

Schmidt-Deguelle, Klaus-Peter (2004): „Integrierte Politik- und Medienplanung: Politikvermittlung und Kommunikationsberatung", in: Kreyer, Volker (Hrsg.), Handbuch Politisches Marketing. Impulse und Strategien für Politik, Wirtschaft und Gesellschaft, Baden-Baden: Nomos Verlagsgesellschaft, S. 393 - 400.

Schmitter, Philippe (1979): „Interessenvermittlung und Regierbarkeit", in: Alemann, Ulrich von / Heinze, Rolf (Hrsg.), Verbände und Staat, Opladen: Westdeutscher Verlag, S. 92 - 114.

Schönborn, Gregor / Wiebusch, Dagmar (2002): „Public Affairs Agenda. Politikkommunikation als Erfolgsfaktor", Neuwied Kriftel: Luchterhand.

Scholz, Carola / Zielke, Achim (2003): „Blickpunkt – Public Affairs", in: Pro Polis 21. Die Neue für Bund, Land und Kommune, Ausgabe September / Oktober 2003, S. 1 - 7.

Schubert, Klaus (1995): „Korporatismus versus Pluralismus", in: Nohlen, Dieter / Schultze, Rainer-Olaf, Politische Theorien (Lexikon der Politik Band 1). München: Beck, S. 407- 423.

Schütt-Wetschky, Eberhard (1997): „Interessenverbände und Staat", Darmstadt: Primus.

Sebaldt, Martin (2002): „Parlamentarische Demokratie und gesellschaftliche Modernisierung: Der Deutsche Bundestag im Gefüge organisierter Interessen seit Mitte der siebziger Jahre", in: Oberreuter, Heinrich / Kranenpohl, Uwe (Hrsg.), Der Deutsche Bundestag im Wandel. Ergebnisse neuerer Parlamentarismusforschung, Wiesbaden: Westdeutscher Verlag, S. 280 - 302.

Seehofer, Horst (2006): „Interview mit dem Bundesminister für Ernährung, Landwirtschaft und Verbraucherschutz Horst Seehofer MdB", Frontal 21 vom 6. Juni.

Seidenfaden, Lutz (2007): „Ein Peer-to-Peer-basierter Ansatz zur digitalen Distribution wissenschaftlicher Informationen", in: Biethahn, Jörg / Schumann, Matthias (Hrsg.), Göttinger Wirtschaftsinformatik, Band 58, Göttingen: Cuvillier Verlag.

Sell, Stefan (2009): „Gesundheitspolitik der Großen Koalition: Die Suche nach der Goldformel", in: Gesundheit und Gesellschaft, Jahrgang 12, Ausgabe 7 – 8/2009, S. 35 - 41.

Shechter, Yoav (1998): „Interests, strategies, and institutions: Lobbying in the pharmaceutical industry of the European Union", London.

Sieber, Ursel / Walter, Caroline (2003): „Medikamente auf Empfehlung – wie die Pharmaindustrie Ärzte beeinflusst", in: Kontraste vom 4.12.2003.

Smith, Adam (1974): „Über den Wohlstand der Nationen: Eine Untersuchung über seine Natur und seine Ursachen", München: C. H. Beck.

Sozialgesetzbuch: V § 4 Krankenkassen

Sozialgesetzbuch 1: V § 5 Versicherungspflicht

Speth, Rudolf (2004): „Politikberatung als Lobbying", in Dagger, Steffen / Greiner, Christoph Greiner / Leinert, Kirsten (Hrsg.): Politikberatung in Deutschland. Praxis und Perspektiven, Wiesbaden, S. 164 - 177.

Speth, Rudolf (2006): „Die Ministerialbürokratie: erste Adresse der Lobbyisten", in: Leif, Thomas / Speth, Rudolf (Hrsg.), Die fünfte Gewalt. Lobbyismus in Deutschland, Wiesbaden: VS Verlag für Sozialwissenschaften, S. 99 - 110.

Speth, Rudolph (2009): „Kommunikation von Reformen am Beispiel der Gesundheitsreform 2007", in: Paquet, Robert / Schroeder, Wolfgang, Gesundheitsreform 2007 Nach der Reform ist vor der Reform, Wiesbaden: VS Verlag für Sozialwissenschaften, S. 229 - 236.

Stackelberg, Johann-Magnus von / Weller, Michael (2008): „Der GKV-Spitzenverband als neuer Player im Gesundheitswesen", unter: http://www.gkv-spitzen verband.de/upload/2008-BARMER_Stackelberg_Weller_9617.pdf (Stand: 01.10.2011).

Statistisches Bundesamt (2008): „Sozialleistungen. Angaben zur Krankenversicherung (Ergebnisse des Mikrozensus)", Fachserie 13, Reihe 1.1, Wiesbaden, unter: http://www.destatis.de/jetspeed/portal/cms/Sites/destatis/Internet/DE/Content/Publikati onen/Fachveroeffentlichungen/Bevoelkerung/HaushalteMikrozensus/Kranken versicherungMikrozensus2130110079004,property=file.pdf (Stand: 10.10.2011).

Strauch, Manfred (1993): „Lobbying. Wirtschaft und Politik im Wechselspiel", Wiesbaden: Gabler.

Strauch, Manfred (1993a): „Lobbying – die Kunst des Einwirkens", in: Strauch, Manfred (Hrsg.), Lobbying. Wirtschaft und Politik im Wechselspiel, Wiesbaden: Gabler, S. 17 - 60.

Steinmann, Thomas (2007): „Die Rolle der Presse im Reformprozess. Eine Analyse zur Agenda 2010", Saarbrücken: Vdm Verlag Dr. Müller.

Süllow, Bernd (1982): „Die Selbstverwaltung in der Sozialversicherung als korporatistische Einrichtung", Frankfurt am Main / Bern: Lang.

Tauschnitz, Thomas (2004): „Die „organisierte" Gesundheit. Entstehung und Funktionsweise des Netzwerks aus Krankenkassen und Ärzteorganisation im Ambulanten Sektor", Wiesbaden: Deutscher Universitäts-Verlag.

Tenbrücken, Marc (2002): „Corporate Lobbying in the European Union. Strategies of Multinational Companies", Frankfurt am Main: Lang.

Teuber, Jörg (2001): „Interessenverbände und Lobbying in der Europäischen Union", Frankfurt am Main: Lang.

Trampusch, Christine (2004): „Von Verbänden zu Parteien. Der Elitenwechsel in der Sozialpolitik", in: Zeitschrift für Parlamentsfragen, Ausgabe 35/2004, S. 646 - 666.

Trampusch, Christine (2006): „Status quo vadis? Die Pluralisierung und Liberalisierung der „Social-Politik": Eine Herausforderung für die politikwissenschaftliche und soziologische Sozialpolitikforschung, in: Zeitschrift für Sozialreform, Ausgabe 52/2006, S. 299 - 323.

Triesch, Günter / Ockenfels, Wolfgang (1995): „Interessenverbände in Deutschland. Ihr Einfluß in Politik, Wirtschaft und Gesellschaft", München und Landsberg am Lech: Olzog Verlag.

Urban, Hans-Jürgen (2001): „Wettbewerbskorporatistische Regulierung im Politikfeld Gesundheit. Der Bundesausschuss der Ärzte und Krankenkassen und die Gesundheitspolitische Wende", in: Wissenschaftszentrum Berlin für Sozialforschung, Arbeitsgruppe Public Health, Discussion Paper P01-206, Berlin.

Van Waarden, Frans (1992): „Dimensions and types of policy networks." in: European Journal of Political Research, Ausgabe 21/1992, S. 29 - 52.

ver.di (2002): „Gesundheit solidarisch finanziert. Forderungen und Vorschläge für ein gesundes Gesundheitssystem", in: Soziale Sicherheit. Zeitschrift für Arbeit und Soziales, Ausgabe 1/2002.

VFA (2014): "Der Verband & Mitglieder", unter: http://www.vfa.de/de/verband-mitglieder (Stand: 11.03.2014)

Voelzkow, Helmut (2003): „Neokorporatismus", in: Andersen, Uwe / Wichard Woyke (Hrsg.), Handwörterbuch des politischen Systems der Bundesrepublik Deutschland, Lizenzausgabe Bonn: Bundeszentrale für politische Bildung, Opladen: Leske+Budrich.

Warneke, Heinz (2003): „Im Vorfeld miteinander reden. Der Dreißiger-Multiplikatoren-Club-Berlin (DMC).", in: Leif, Thomas / Speth, Rudolf (Hrsg.), Die stille Macht. Lobbyismus in Deutschland, Wiesbaden: Westdeutscher Verlag, S. 362 - 371.

Weber, Jürgen (1977): „Die Interessengruppen im politischen System der Bundesrepublik Detuschland.", Stuttgart: Kohlhammerverlag.

Webevangelisten (2011): „Anzahl aktiver deutschsprachiger Nutzer von Twitter zwischen April 2009 und September 2011", unter: http://de.statista.com/statistik/printstat/157936 (Stand: 20.11.2011).

Wehrmann, Iris (2007): „Lobbying in Deutschland – Begriff und Trends", in: Kleinfeld, Ralph / Zimmer, Annette / Willems Ulrich, Lobbying: Strukturen, Akteure, Strategien, Wiesbaden: VS Verlag für Sozialwissenschaften, S. 36 - 64.

Weingart, Peter / Lentsch, Justus (2008): „Wissen – Beraten – Entscheiden. Form und Funktion wissenschaftlicher Politikberatung in Deutschland", Weilerswist: Velbrück Wissenschaft.

Will, Sandra / Schütze, Richard (2007): „Kampagne für moderne Krebsdiagnose und gegen „Zweiklassenmedizin"", in: Rieksmeier, Jörg (Hrsg.), Praxisbuch: Politische Interessenvermittlung. Instrumente – Kampagnen – Lobbying, Wiesbaden: VS Verlag für Sozialwissenschaften, S. 176 - 181.

Winter, Thomas von (2003): „Vom Korporatismus zum Lobbyismus", in: Forschungsjournal Neue soziale Bewegungen, Jahrgang 16, Ausgabe 3/2003, S. 37 - 44.

Winter, Thomas von (2004): „Vom Korporatismus zum Lobbyismus. Paradigmenwechsel in Theorie und Analyse der Interessenvermittlung", in: Zeitschrift für Parlamentsfragen, Jahrgang 35, Ausgabe 4/2004, S. 761 - 776.

Winter, Thomas von / Willems, Ulrich (2007): „Interessenverbände in Deutschland", Wiesbaden: VS Verlag für Sozialwissenschaften.

Wittmann, Werner / Nübling, Rüdiger / Schmidt, Jürgen (2002): „Evaluationsforschung und Programmevaluation im Gesundheitswesen", in: Zeitschrift für Evaluation, Ausgabe 1/2002, S. 39 - 60.

Zumpfort, Wolf-Dieter (2003): „Getrennt marschieren vereint schlagen" Interview, in: Thomas Leif / Rudolf Speth (Hrsg.), Die stille Macht. Lobbyismus in Deutschland, Wiesbaden: VS Verlag für Sozialwissenschaften, S. 85 - 97.